Violet Kaonga

Investigação das práticas de avaliação clínica dos educadores

Violet Kaonga

Investigação das práticas de avaliação clínica dos educadores

ScienciaScripts

Imprint

Cover image: www.ingimage.com

This book is a translation from the original published under ISBN 978-3-330-33302-4.

Publisher:
Sciencia Scripts
is a trademark of
Dodo Books Indian Ocean Ltd. and OmniScriptum S.R.L publishing group

120 High Road, East Finchley, London, N2 9ED, United Kingdom
Str. Armeneasca 28/1, office 1, Chisinau MD-2012, Republic of Moldova, Europe
Managing Directors: Ieva Konstantinova, Victoria Ursu
info@omniscriptum.com

Printed at: see last page
ISBN: 978-620-8-62870-3

Dedicação

Dedico este trabalho aos meus falecidos pais, MacNon Msompha e Rosebell Sichinga. Saúdo-vos, porque lutaram um bom combate para me educar.

À minha falecida sogra, Kolas Mughandira (Sra. Kaonga), que faleceu a 17 de dezembro de 2014. Este trabalho é também dedicado a ela por ter sido uma paciente durante a sua doença crónica, enquanto eu estava a trabalhar neste trabalho.

Agradecimentos

Gostaria de agradecer a Deus Todo-Poderoso por me ter dado a força e a sabedoria para realizar este trabalho. Sem Ele, não teria conseguido nada.

Gostaria de prestar uma homenagem especial ao Dr. O. Maluwa e à Sra. Christina Chihana, os meus supervisores, pelo seu apoio e orientação incansáveis neste trabalho.

Gostaria de agradecer particularmente à Nursing Education Partnership Initiative (NEPI), ao Kamuzu College of Nursing e ao Ministério da Saúde e da População pela bolsa de estudo e pelo apoio financeiro que me deram durante os meus estudos de mestrado em enfermagem e obstetrícia.

A direção do Ekwendeni College of Health Sciences pelo seu apoio financeiro durante todo o curso.

Aos meus colegas de turma: continuemos a encorajar-nos uns aos outros, não só durante o programa, mas também depois de este ter terminado.

Meu marido Charles, este trabalho é dedicado a ti. Sempre me encorajaste a continuar os meus estudos, sempre me apoiaste em todos os meus estudos. Não consigo imaginar como poderia ter escrito este trabalho sem o teu apoio. Aos meus maravilhosos filhos Tapiwa, Daniel, Angella e Albert: por favor, perdoem a vossa mãe que esteve muitas vezes ocupada consigo mesma durante os estudos. Prometo-vos que em breve estarei muito perto de vós.

Resumo

O objetivo do estudo era examinar as práticas de avaliação clínica dos enfermeiros educadores quando avaliam os peritos em enfermagem e obstetrícia em todas as escolas do CHAM, a fim de melhorar o ensino da enfermagem e da obstetrícia no Malavi. Foi utilizado um modelo descritivo e exploratório para examinar as práticas de avaliação clínica. O estudo teve como alvo os educadores de enfermagem que avaliam os estudantes na prática clínica nas escolas do CHAM (n=125). Foi utilizado um questionário estruturado de resposta fechada, em inglês, para recolher dados para o estudo dos educadores de enfermagem. Os dados foram analisados com recurso ao SPSS versão 16.0. Foi utilizada a estatística descritiva para melhorar a análise das variáveis. Os resultados do estudo mostraram que a avaliação dos estudantes de ENM no CHAM é maioritariamente realizada por tutores com licenciatura em enfermagem e maiêutica. O tipo de avaliação, o número de avaliações, os métodos de avaliação e os instrumentos utilizados não são uniformes. Além disso, a avaliação dos estudantes incide exclusivamente nos domínios psicomotores. A validade e a fiabilidade dos métodos e dos instrumentos de avaliação são garantidas pelo facto de os instrumentos de avaliação serem elaborados com base no programa de estudos da ENMC, nos sumários das disciplinas e nos conteúdos das aulas, e de serem utilizados os mesmos métodos e instrumentos de avaliação. Por conseguinte, recomenda-se que o CHAM elabore diretrizes para normalizar estas práticas de avaliação clínica.

Lista de abreviaturas

CHAM	:	Christian Health Association of Malawi
COMREC	:	College of Medicine Research Committee
HSSP	:	Health Sector Strategic Plan
KCN	:	Kamuzu College of Nursing
MOH	:	Ministry of Health and Population
NMCM	:	Nurses and Midwifery Council of Malawi
NMT	:	Nursing and Midwifery Technicians
NGO	:	Non Governmental Organization
OSCE	:	Objective Structured Clinical Examination
SPSS	:	Statistical Package for Social Sciences

Definição dos principais termos utilizados no estudo.

Os conceitos definidos no estudo são um conjunto de ideias que interessam ao objeto de estudo. Estas ideias são designadas por variáveis e foram identificadas e definidas no estudo de investigação de modo a facilitar a focalização do estudo e a sua compreensão pelos leitores. Estas variáveis são definidas de seguida.

Avaliação clínica.

A avaliação clínica é o processo de recolha de informação de aprendizagem ou de dados sobre os progressos dos estudantes na prática da aprendizagem clínica. Os dados recolhidos são utilizados para avaliar a natureza, a qualidade e as capacidades dos estudantes e dos professores. O principal objetivo da avaliação dos estudantes na prática clínica é facilitar a sua aprendizagem e garantir que os estudantes prestam cuidados de enfermagem e obstetrícia seguros ao público. Isto é conseguido através da monitorização do progresso da aprendizagem, do fornecimento de feedback sobre áreas a melhorar, da certificação de que os estudantes atingiram os resultados de aprendizagem do programa e da responsabilização perante os pais, a comunidade e o governo.

Avaliação formativa.

A avaliação formativa é o tipo de avaliação efectuada ao longo do processo de aprendizagem do estudante. Na prática clínica, envolve examinar, observar e dar feedback aos estudantes sobre o seu desempenho e ajudá-los a melhorar nas áreas em que precisam de o fazer. Desta forma, os estudantes têm a oportunidade de avaliar os seus pontos fortes e fracos e de os melhorar antes de ser efectuada uma avaliação final. A avaliação formativa faz parte do ensino e da aprendizagem, pelo que não é objeto de classificação (Oermann & Gaberson, 2007).

Avaliação sumativa.

A avaliação sumativa é também um tipo de avaliação que tem lugar após a avaliação formativa e é realizada no final do processo de aprendizagem para determinar se os objectivos do curso e a aprendizagem clínica foram alcançados

(Oermann & Gaberson, 2007). A avaliação é efectuada para determinar o que foi aprendido e é utilizada como base para a tomada de decisões do estudante para passar de um nível inferior para um nível superior e para certificar que os estudantes estão prontos para a prática; por conseguinte, a avaliação sumativa deve ser classificada (Oermann & Gaberson, 2007).

Instrumentos de avaliação clínica.

As ferramentas de avaliação clínica são utilizadas para recolher dados sobre a aprendizagem dos estudantes na prática clínica. Os instrumentos de avaliação permitem ao educador de enfermagem avaliar a compreensão dos resultados da aprendizagem por parte dos alunos. Utilizando diferentes tipos de testes, perguntas, listas de verificação e escalas de classificação, os instrumentos de avaliação determinam a capacidade dos alunos numa determinada área da prática clínica (Oermann & Gaberson, 2007).

Enfermeira educadora.

O professor de enfermagem é um enfermeiro ou parteira qualificado, formado e habilitado para preparar e ensinar os estudantes de enfermagem e de obstetrícia a iniciar a sua atividade profissional. É responsável pela transmissão de conhecimentos, aptidões e competências aos estudantes.

atitudes necessárias para prestar cuidados a doentes com diferentes necessidades de saúde, e apoia um ambiente de aprendizagem que ajuda os estudantes de enfermagem a desenvolver estratégias valiosas adequadas às exigências quotidianas de um ambiente hospitalar, de vida assistida ou de um lar privado (Johanna & Parry, 2012).

As qualificações dos educadores de enfermagem **dependem dos** programas de enfermagem implementados em cada país. No Malawi, as normas de qualificação dos educadores de enfermagem para cada programa são definidas num currículo imposto pela autoridade reguladora, o Conselho de Enfermagem e Obstetrícia do Malawi.

Métodos de avaliação clínica.

Quinn e Hughes (2007) definiram um método de avaliação como uma estratégia ou método para medir o desempenho dos alunos no ensino e na aprendizagem. Trata-se de métodos utilizados quer pelo professor quer pela instituição para avaliar o ensino e a aprendizagem no domínio da educação. Os métodos de avaliação clínica fornecem provas de que os conhecimentos e a aprendizagem dos estudantes correspondem aos objectivos do curso ou da formação (Gronlund & Waugh, 2009). Exemplos de métodos de avaliação normalmente utilizados para avaliar a aprendizagem clínica são portefólios, estudos de caso, simulações, uma base de competências, observações, provas anedóticas e muitos outros. Estes métodos são utilizados em conjunto com ferramentas de avaliação clínica para recolher informações sobre os progressos dos estudantes. Fornecem provas do processo de aprendizagem dos estudantes. São fontes fiáveis para os educadores de enfermagem tomarem decisões para melhorar ou alcançar os resultados de aprendizagem do curso (Oermann & Gaberson, 2007).

Práticas de avaliação clínica.

As práticas de avaliação são actividades e abordagens amplamente definidas para determinar em que medida os alunos atingem os resultados de aprendizagem pretendidos (Gronlund & Waugh, 2009). Como as práticas de avaliação são um conceito amplo, o estudo do investigador centrou-se em sete práticas de avaliação utilizadas para avaliar os resultados de aprendizagem dos alunos. Estes domínios incluem: Os tipos de avaliação; o número de avaliações; os métodos e instrumentos de avaliação utilizados para avaliar os estudantes em formação clínica; os domínios de aprendizagem clínica avaliados; e a validade e fiabilidade dos métodos e instrumentos de avaliação utilizados para avaliar os estudantes de enfermagem e obstetrícia do MNT em formação clínica.

Capítulo 1

Introdução

A avaliação da aprendizagem clínica no ensino da enfermagem e da obstetrícia é essencial para garantir que aqueles que se tornam parteiros são enfermeiros seguros e competentes. De acordo com o Conselho Internacional de Enfermeiros, a segurança é o princípio mais importante na avaliação dos estudantes de enfermagem (ICN, 2006). A avaliação da competência clínica exige que os estudantes de enfermagem ou parteiras sejam observados ao longo da sua aprendizagem clínica, recebam feedback e sejam corrigidos quanto aos pontos fracos ou encorajados quanto aos pontos fortes. Isto é importante para garantir que dominam todas as competências necessárias antes de poderem progredir de um nível inferior para um nível superior e antes de serem autorizados a praticar (Kayihura, 2007, & Mthembu, 2003).

O princípio do ensino e da aprendizagem estipula que os estudantes devem ser avaliados em todas as áreas de aprendizagem (Suskie & Banta, 2009), ou seja, nos domínios cognitivo, psicomotor e afetivo. Estes domínios constituem os pré-requisitos para as profissões de enfermagem e de obstetrícia. As competências teóricas e práticas devem ser avaliadas a fim de avaliar a utilização das competências cognitivas, psicomotoras e atitudinais enquanto os estudantes prestam cuidados aos doentes (Oermann, & Gaberson, 2007). Deve haver mais do que um método de avaliação da aprendizagem dos estudantes. Isto porque a utilização de múltiplos métodos de avaliação oferece uma maior probabilidade de satisfazer as necessidades dos estudantes e de atingir todos os objectivos.

resultados da aprendizagem (Luhanga, Yonge & Myrick 2008). A literatura explica que os estudantes têm diferentes estilos de aprendizagem e que um único método de avaliação não pode ser utilizado para avaliar todos os resultados da aprendizagem e todas as áreas de aprendizagem (McCarthy, 2007). Se for utilizado um vasto leque de métodos de avaliação, é mais provável que as necessidades de aprendizagem de muitos estudantes sejam satisfeitas do que se for utilizado apenas um método de avaliação, uma vez que este vai ao encontro das necessidades de aprendizagem dos estudantes em diferentes situações (Bradshaw & Lowenstein,

2011). Métodos de avaliação inadequados deixam espaço para uma avaliação injusta e para as necessidades de aprendizagem dos estudantes, uma vez que estes não são avaliados em todas as áreas de aprendizagem que cobrem (Cleary, 2006, & Gronlund & Waugh, 2009).

Gronlund e Waugh (2009) e McCarthy (2007) também prestaram especial atenção à importância da validade e da fiabilidade dos métodos de avaliação para a aprendizagem dos estudantes. Os autores explicam que a realização dos domínios de aprendizagem acima referidos exige métodos de avaliação fiáveis e válidos para avaliar os resultados de aprendizagem exigidos. Os métodos de avaliação válidos são aqueles que especificam o desempenho real e o domínio de aprendizagem (Gronlund & Waugh 2009). Os autores dão exemplos de como os métodos de avaliação válidos podem ser utilizados para melhorar o desempenho, salientando que, se quisermos que os alunos realizem as tarefas, temos de os deixar realizá-las. Por exemplo, se quisermos saber se um aluno sabe escrever, temos de o levar a escrever alguma coisa. Para além da validade, os instrumentos de avaliação devem ser fiáveis. De acordo com a ética educativa, a avaliação deve ser justa e equitativa (Alison, 2008). A equidade e a justiça na avaliação da aprendizagem dos alunos podem ser alcançadas através da utilização dos mesmos instrumentos de avaliação para todos os alunos (Quinn & Hughes, 2007), a fim de avaliar os mesmos resultados de aprendizagem.

Utilização de métodos de ensino baseados em provas no domínio da enfermagem e da obstetrícia

garantir a qualidade do ensino e da aprendizagem dos estudantes. Os métodos de avaliação devem estar actualizados

e confirmados empiricamente, a fim de garantir um ensino de enfermagem e de obstetrícia de elevada qualidade (Luhanga, Yonge & Myrick, 2008).

A responsabilidade pela formação de enfermeiros e parteiras competentes e confiantes na sua capacidade de prestar cuidados ao público cabe aos educadores de enfermagem. Isto deve-se ao facto de os enfermeiros educadores possuírem todos os conhecimentos, competências e atitudes necessários para formar e aperfeiçoar os formandos antes de estes serem autorizados a trabalhar na prática. Os enfermeiros educadores desempenham um papel crucial na garantia de uma formação de elevada qualidade que prepara os profissionais de saúde para um ambiente de cuidados de saúde diversificado e em constante mudança. Whiteford (2007) acrescentou que os enfermeiros educadores são os guardiões da qualidade do ensino de enfermagem e obstetrícia e educam todos os enfermeiros e parteiras do mundo. Devem, por conseguinte, garantir que os métodos de avaliação utilizados ajudam os formandos a adquirir as competências necessárias antes de passarem de um nível inferior para um nível superior e serem autorizados a exercer a profissão. Suskie e Banta (2009) explicaram que a aprendizagem no ensino da enfermagem e da obstetrícia se processa do principiante ao especialista, o que significa que os estudantes precisam de ser monitorizados e de receber feedback sobre o seu desempenho à medida que passam da aprendizagem de competências clínicas simples para competências mais elevadas. Este processo é importante para a segurança dos doentes nos hospitais. Por conseguinte, os educadores de enfermagem têm de avaliar adequadamente os progressos dos estudantes, avaliando todas as áreas de aprendizagem. Devem utilizar métodos e instrumentos de avaliação que sejam válidos, fiáveis e cientificamente reconhecidos, para que os enfermeiros se tornem profissionais seguros. Por conseguinte, este estudo teve por objetivo examinar as práticas de avaliação clínica utilizadas para avaliar os estudantes de enfermagem nas faculdades CHAM do Malavi.

Informações gerais

O Diploma em Enfermagem e Obstetrícia é um programa de três anos ministrado em nove escolas da CHAM no Malawi. A CHAM é uma organização não governamental, ecuménica e sem fins lucrativos, propriedade da Conferência Episcopal do Malawi e do Conselho de Igrejas do Malawi. Trabalha em conjunto com o Ministério da Saúde e da População (MOH) para coordenar os serviços de saúde e angariar fundos para a formação de estudantes de enfermagem e de parteiras no Malavi. Trabalha também em conjunto com a NMNC para garantir que as normas de formação de enfermeiros e parteiras sejam respeitadas.

A CHAM tem nove instituições de formação em enfermagem e obstetrícia: Saint John's College of Nursing e Ekwendeni Colleges of Health Sciences na Região Norte; Nkhoma College of Nursing na Região Central e Saint Luke's, Saint Joseph, Holy Family, Malamulo, Trinity e Mulanje College of Nursing na Região Sul do Malawi. Todas estas escolas de enfermagem desenvolvem as mesmas actividades programáticas e processos de ensino, tanto para a formação teórica como para a formação clínica. Utilizam igualmente as mesmas normas de ensino e aprendizagem e o mesmo currículo prescrito pelo NMCM (NMCM, currículo NMT, 2012).

O Conselho de Enfermeiras e Parteiras do Malavi é a autoridade reguladora que estabelece as normas para todo o ensino de enfermagem e obstetrícia no Malavi. Todas as escolas de enfermagem e obstetrícia do Malavi devem cumprir as normas estabelecidas pelo NMCM antes de os seus programas serem autorizados e implementados. As normas estabelecidas pelo NMCM incluem a avaliação clínica da aprendizagem dos estudantes.

O programa de estudos do NMCM para os NMT estipula que a avaliação dos estudantes deve ser efectuada por duas categorias de enfermeiros educadores. Estes incluem os tutores, que são os principais enfermeiros educadores e possuem uma licenciatura em Enfermagem e Obstetrícia ou um mestrado em Enfermagem e Obstetrícia. As suas tarefas incluem o planeamento e a conceção de métodos e instrumentos de avaliação dos estudantes, tanto para o ensino como para a formação clínica. A segunda categoria é a dos formadores clínicos, que possuem um diploma da Universidade do Malawi em Enfermagem e Obstetrícia ou uma licenciatura em Enfermagem e Obstetrícia (Geral), oferecidos pela KCN. A sua principal tarefa é ensinar e avaliar a aprendizagem clínica dos estudantes, embora por vezes estejam envolvidos no ensino, planeamento e desenvolvimento de métodos de avaliação, mas em menor grau.

Em termos do processo de avaliação da ENM, o Currículo do NMCM (2012) deixa claro que os estudantes devem ser avaliados e aprovados nas áreas teórica e clínica antes de progredirem de um nível inferior de aprendizagem para um nível superior. Isto deve-se ao facto de a educação em enfermagem e obstetrícia ser uma profissão em que os conhecimentos adquiridos na sala de aula (teoria) são aplicados na prática (clínica). Quando isto é conseguido, o estudante adquiriu conhecimentos na arte e na ciência da enfermagem e da obstetrícia (Garish e Lacey, 2006) e alcançou resultados de aprendizagem em todos os domínios de aprendizagem, ou seja, cognitivo, psicomotor e afetivo (Quinn e Hughes, 2007). Estes domínios devem ser monitorizados e avaliados pelo processo de avaliação na prática clínica. Além disso, a fim de determinar a competência dos estudantes no tratamento de doentes em hospitais, devem ser utilizados métodos de avaliação que demonstrem objetividade e responsabilidade no processo de aprendizagem dos estudantes. No entanto, o programa de estudos do NMCM para o curso de Enfermagem não especifica a forma como as avaliações devem ser efectuadas e não dá orientações sobre os métodos e instrumentos de avaliação a utilizar. Por conseguinte, este estudo foi realizado com o objetivo de examinar as práticas de avaliação nas instituições do CHAM e de fazer recomendações aos decisores políticos para melhorar a qualidade do ensino de enfermagem no Malawi, dado que todas as instituições utilizam o mesmo currículo.

Definição do problema

O programa de formação de técnicos de enfermagem e parteiras, ministrado em nove escolas do CHAM, utiliza o currículo NMT prescrito pelo Conselho de Enfermagem e Obstetrícia ( ). Cada escola desenvolve o seu próprio programa de estudos com base neste currículo. Após a teoria na sala de aula, os estudantes são afectados à prática clínica para pôr a teoria em prática. Na prática clínica, os estudantes devem ser avaliados em cada área de aprendizagem para garantir que dominam as competências necessárias antes de passarem de um nível inferior para um nível superior, aplicando procedimentos complexos de enfermagem e obstetrícia e sendo admitidos à prática. Esta é uma recomendação do MNCM Nursing and Midwifery Education Standards (NMCM, 2013) e do NMT Nurses and Midwifery Council of Malawi Syllabus (2012). No entanto, o programa de estudos dos NMT não especifica o número de avaliações a efetuar, os tipos de avaliações a efetuar, os métodos e instrumentos de avaliação a utilizar pelas instituições do CHAM para avaliar os estudantes de NMT na aprendizagem clínica, nem os métodos e instrumentos de avaliação e os procedimentos utilizados. Isto levanta a questão das práticas de avaliação utilizadas por estas faculdades para garantir que os estudantes são avaliados de forma exaustiva e adequada, e para garantir a coerência na avaliação dos estudantes, dado que o programa é ministrado em diferentes faculdades nas três regiões do Malawi. O principal objetivo do estudo era examinar as práticas de avaliação clínica dos formadores de estudantes de enfermagem e de enfermagem obstétrica no Malavi.

Justificação do estudo

O estudo foi realizado para examinar as práticas de avaliação clínica e fazer recomendações aos decisores políticos para melhorar a qualidade da formação em enfermagem e obstetrícia no Malavi e assim atingir o objetivo do Plano Estratégico do Setor da Saúde do Malavi (HSSP) 2011-2016 de "melhorar a qualidade de vida de todos os malawianos reduzindo o risco de doença e morte prematura, contribuindo assim para o desenvolvimento social e económico do país" (MOH, HSSP, 2011, p. 48). (MOH, HSSP, 2011, p. 48) Este desenvolvimento só pode ser alcançado se os enfermeiros e parteiras formados nas instituições de formação de enfermeiros e parteiras, das quais o CHAM faz parte, receberem formação e avaliação adequadas. Esta avaliação deve ter lugar antes de os estudantes passarem dos níveis de formação mais baixos para os mais elevados e serem certificados como profissionais seguros que, por sua vez, prestam cuidados de enfermagem e de obstetrícia de qualidade.

A literatura no Malawi mostrou que não existem estudos sobre a avaliação da aprendizagem clínica dos estudantes de TNM, pelo que este estudo pode fornecer dados de base para investigação futura. Os resultados deste estudo podem ajudar os responsáveis pela revisão dos programas curriculares a resolver as incoerências na avaliação da aprendizagem clínica dos estudantes de medicina dentária, nomeadamente no que se refere à componente de ensino clínico, dada a falta de normalização.

Para além disso, uma prática de avaliação consistente assegurará que todos os estudantes de medicina natural sejam cuidadosamente avaliados e, por conseguinte, competentes para cuidar e gerir os doentes.

Objetivo geral do estudo

Estudar as práticas de avaliação clínica dos educadores de enfermagem na avaliação dos estudantes de enfermagem/obstetrícia em todas as faculdades CHAM do Malawi.

Objectivos específicos

a) Identificar os tipos de avaliação utilizados na avaliação da aprendizagem clínica dos estudantes de enfermagem/obstetrícia nas faculdades do CHAM.
b) Identificar os métodos de avaliação clínica utilizados na avaliação dos

estudantes de enfermagem e de enfermagem obstétrica nas escolas do CHAM.

c) Identificar os domínios de aprendizagem clínica avaliados nos estudantes de enfermagem/técnica de enfermagem obstétrica das escolas do CHAM

Capítulo 2

Revisão da literatura

Foram realizados muitos estudos a nível mundial sobre a avaliação da aprendizagem dos estudantes na prática clínica. Isto deve-se ao facto de a avaliação da aprendizagem clínica dos estudantes ser uma atividade central no ensino e na aprendizagem dos estudantes de enfermagem e obstetrícia. McCarthy e Murphy (2008) explicaram que os educadores de enfermagem têm a responsabilidade de assegurar que os estudantes adquiriram os conhecimentos, as competências e as atitudes necessárias para a prática de enfermagem e obstetrícia antes de serem admitidos à prática.

A qualidade dos cuidados de enfermagem e obstetrícia prestados pelos enfermeiros e parteiras na prática clínica é um reflexo daqueles que transmitiram essas competências, pelo que os enfermeiros educadores devem assumir seriamente esta responsabilidade. A avaliação dos enfermeiros em exercício e dos estudantes de enfermagem deve ser uma função essencial da garantia de qualidade, do planeamento dos recursos humanos e da gestão do pessoal (Maertoja, Isoaho, Leino & Kaira, 2004). O objetivo é assegurar que os doentes recebam cuidados de qualidade, a fim de preservar e manter a sua saúde.

Muitos estudantes de enfermagem e formadores consideram que o papel dos formadores no ensino clínico é puramente de avaliação e não de ensino clínico efetivo. Os educadores de enfermagem parecem esperar que os estudantes desenvolvam competências que sejam mais relevantes para a prática de enfermagem.

Frequentemente, mantêm registos detalhados das falhas e inadequações dos estudantes, que são depois tidos em conta na determinação das notas clínicas dos estudantes (Oemann & Gaberson, 2007). Isto indica que os educadores de enfermagem estão a utilizar métodos de avaliação inadequados e não compreendem o objetivo da avaliação dos estudantes no ensino clínico. Compreender o objetivo da avaliação e fazer com que os educadores de enfermagem utilizem uma variedade de métodos e instrumentos de avaliação comprovados é essencial para um ensino de enfermagem e obstetrícia de qualidade. Quando os educadores de enfermagem compreendem o objetivo da avaliação na aprendizagem clínica, os estudantes são monitorizados e orientados de forma adequada, ao passo que a utilização de diferentes métodos de avaliação clínica baseados na evidência proporciona uma maior oportunidade para avaliar os estudantes em todos os domínios de aprendizagem e satisfazer as diferentes necessidades de aprendizagem dos estudantes (Bradshaw & Lowenstern 2009), resultando num melhor processo de aprendizagem e na obtenção de resultados de aprendizagem.

A investigação sobre avaliação fornece informações valiosas sobre os melhores métodos de avaliação clínica que os educadores de enfermagem podem utilizar para melhorar a qualidade do ensino clínico e a aprendizagem dos estudantes. A informação baseada em provas fornece conhecimentos, competências e atitudes que são autênticos e, portanto, fiáveis. Quando essa informação é utilizada, melhora o ensino e a aprendizagem dos estudantes.

De acordo com as teses e os artigos de revistas encontrados na biblioteca da KCN, não foram efectuados estudos no Malawi sobre as práticas de avaliação clínica dos estudantes de enfermagem e dos técnicos de enfermagem obstétrica. Se foram efectuados, não foram publicados de modo a divulgar a informação aos educadores de enfermagem e aos profissionais de saúde. Uma vez que não foram efectuados estudos sobre as práticas de avaliação clínica dos TNM nas escolas CHAM, foi realizada uma revisão da literatura sobre as práticas de avaliação com base em estudos internacionais e trabalhos publicados.

Tipos de avaliação da aprendizagem clínica no ensino da enfermagem e da obstetrícia.

De acordo com Gronlund e Waugh (2009), a avaliação da aprendizagem dos estudantes divide-se geralmente em duas categorias: Avaliação da aprendizagem (avaliação formativa) e avaliação da aprendizagem (avaliação sumativa). O objetivo da avaliação formativa é acompanhar os progressos dos alunos e melhorar o ensino e a aprendizagem (Oermann & Gaberson, 2007). Este tipo de avaliação tem lugar antes da avaliação sumativa e caracteriza-se por uma troca contínua de informações sobre a aprendizagem entre o aluno e o professor. A avaliação formativa fornece informações sobre o progresso do aluno (Gronlund & Waugh, 2009). Com base no progresso do aluno e na informação recolhida, o professor adapta os métodos de ensino em conformidade e dá ao aluno um feedback construtivo para melhorar. Os alunos têm também a oportunidade de avaliar os seus pontos fortes e fracos e de os melhorar antes da avaliação sumativa.

A prática clínica é o que os enfermeiros e as parteiras fazem na sua vida profissional, enquanto a experiência clínica é o que os estudantes fazem para pôr a teoria em prática. Neste contexto, a avaliação formativa desempenha um papel importante na educação dos enfermeiros e parteiras, na medida em que fornece feedback aos educadores e aos estudantes sobre a aquisição dos conhecimentos, competências e atitudes necessários para a profissão, e efectua correcções nos casos em que foram identificados pontos fracos.

Na prática clínica, a avaliação formativa é feita através da observação das competências dos alunos durante as actividades de prestação de cuidados, como a medição da tensão arterial, em que os alunos são questionados para explicar como ou porque executam uma determinada tarefa. Por vezes, é dada aos estudantes uma tarefa de cuidados ao doente, que pode ser classificada ou apresentada ao grupo. Durante este processo de avaliação formativa, os enfermeiros educadores dão feedback sobre o desempenho dos estudantes e fazem correcções, se necessário (Oermann & Gaberson, 2007).

A utilização de uma tal variedade de métodos de avaliação na aprendizagem clínica proporciona a oportunidade de avaliar os estudantes em todas as áreas de aprendizagem e, assim, satisfazer as diferentes necessidades de aprendizagem dos estudantes (Bradshaw, 2011). Estudos demonstraram que a avaliação formativa regular pode melhorar a aprendizagem, uma vez que o feedback imediato dado aos estudantes tem um forte impacto na sua tomada de decisões sobre a sua aprendizagem (Burch, Seggie, & Gary, 2006).

Burch, Seggie e Gary (2006) efectuaram um estudo de avaliação formativa dos estágios clínicos do quarto ano. Os estudantes foram incumbidos de examinar os doentes durante todo o período de aprendizagem clínica, sem acesso aos registos dos doentes. Todas as semanas, os estudantes eram examinados à cabeceira do doente para avaliar o seu desempenho. Os resultados mostraram uma melhoria na compreensão da aprendizagem clínica por parte dos estudantes (88,2%) e um comportamento de aprendizagem positivo (71,9%). Estes resultados deveram-se ao feedback imediato e contínuo sobre o seu desempenho, o que levou os estudantes a efectuarem frequentemente leituras preparatórias para a avaliação à cabeceira do doente. Isto significa que a avaliação formativa não só melhora o desempenho dos alunos, mas também o seu comportamento de aprendizagem, uma vez que estes assumem plena responsabilidade pela sua própria aprendizagem. A avaliação formativa é, portanto, muito importante para a aprendizagem clínica, uma vez que permite aos educadores de enfermagem e aos estudantes compreenderem mais claramente o que precisa de ser reforçado e melhorado durante o processo de aprendizagem. Na prática da enfermagem e da obstetrícia, isto ajuda a evitar erros de comportamento, uma vez que os estudantes são observados de perto e corrigidos, e são autorizados a efetuar procedimentos mais complexos depois de terem dominado os procedimentos simples que são menos prejudiciais para os pacientes.

A segunda categoria de avaliação da aprendizagem dos estudantes é a avaliação sumativa, que na maioria dos casos ocorre após a avaliação formativa. Enquanto a avaliação formativa é realizada ao longo do processo de aprendizagem do estudante na prática clínica, a avaliação sumativa é realizada no final de cada experiência de aprendizagem clínica para determinar se a aprendizagem foi alcançada (Oermann & Gaberson, 2007). Gronlund e Waugh (2009) descrevem a avaliação sumativa da aprendizagem como uma atividade que tem lugar no final de um período de ensino ou de um curso. O objetivo da avaliação sumativa no final do processo de aprendizagem é determinar se os objectivos do curso foram alcançados e se as competências clínicas foram desenvolvidas (Oermann & Gaberson, 2007). A avaliação resume o desenvolvimento da aprendizagem dos estudantes em todos os ambientes de aprendizagem (Gronlund & Waugh 2009), a fim de fornecer uma base para decisões sobre a passagem dos estudantes de um nível inferior para um nível superior e para os qualificar para a prática. É um meio de demonstrar que os estudantes adquiriram os conhecimentos, aptidões e atitudes necessários nas competências de enfermagem em cada fase da aprendizagem clínica.

A avaliação com base nas competências é uma questão atual no ensino da enfermagem e da obstetrícia, sobretudo no que se refere à aprendizagem clínica. Os estudantes devem adquirir conhecimentos, aptidões e atitudes adequados em todos os procedimentos de cuidados aos doentes. A aprendizagem baseada em competências avalia o domínio dos domínios de aprendizagem de conhecimentos, aptidões e atitudes, que são considerados adquiridos quando os estudantes os executam com competência. As avaliações sumativas são geralmente utilizadas para avaliar o domínio destes procedimentos de cuidados por parte dos estudantes e para determinar se são capazes de prestar cuidados corretos aos doentes de forma independente, na ausência de educadores de enfermagem (Kayihura, 2007). Esta é uma área importante no ensino da enfermagem e da obstetrícia, uma vez que a profissão exige por vezes que os enfermeiros prestem cuidados de forma autónoma. Por conseguinte, no ensino da enfermagem e da obstetrícia, a avaliação final é também muito importante, pois permite aos educadores saber se os estudantes são capazes de prestar cuidados de enfermagem de forma autónoma. Entwistle (2000) também explicou que a avaliação final aprofunda a aprendizagem dos estudantes, uma vez que lhes dá a oportunidade de passarem de um nível mais baixo para um nível mais elevado e de efectuarem cuidados simples para cuidados complexos. Isto incentiva os estudantes a aprenderem mais e a interessarem-se por temas mais exigentes que conduzem a uma aprendizagem mais profunda.

Hanan, Kadri, Mohamed, Al-Moamary e Vleuten (2009) adoptaram uma perspetiva diferente sobre a forma como as avaliações sumativas incentivam e influenciam a aprendizagem profunda. O seu estudo fenomenológico concluiu que os programas de avaliação sumativa oferecem poucos incentivos aos estudantes para aprofundarem a sua aprendizagem. Os estudantes preferem claramente a avaliação formativa à avaliação sumativa. Os estudantes referiram que liam para os exames e para completar o seu apêndice clínico, e não para adquirir conhecimentos, competências e atitudes adequadas à prática clínica, como acontece com a avaliação formativa. Os estudantes queixaram-se de não receberem feedback imediato, pelo que deveriam estar conscientes dos seus pontos fortes e fracos e ter a oportunidade de melhorar. A maioria dos estudantes (89%) preferiu a avaliação formativa porque está associada ao feedback. Explicaram também que o feedback os ajuda a identificar os seus objectivos de aprendizagem e a melhorar as suas estratégias de aprendizagem, enquanto os professores se queixaram de que a avaliação formativa consome muito tempo.

Black e Dylan (2009) salientaram que a avaliação sumativa, quando utilizada corretamente, pode fornecer feedback que faz avançar o processo de aprendizagem à medida que os alunos passam para a fase seguinte. No entanto, Shute (2008) argumenta que a utilização exclusiva de notas, como é geralmente o caso da avaliação sumativa, é a pior forma de feedback, uma vez que assume a forma de notas que são quantificadas e, portanto, não explicam explicitamente onde os alunos precisam de melhorar. De acordo com Shute (2008), esta situação não favorece a aprendizagem dos alunos, uma vez que estes não estão explicitamente conscientes dos seus pontos fortes e fracos.

A literatura não fornece informações sobre a melhor abordagem para a avaliação. Na maioria dos casos, a informação refere-se a estudos e experiências que funcionaram melhor num ou noutro domínio e em diferentes ambientes de aprendizagem clínica. Groundwater-Smith, Ewing e Le Cornu (2007) salientaram que uma abordagem de avaliação que pode ser mais adequada num ambiente de aprendizagem não é necessariamente a melhor noutro. Na maioria dos casos ( ), isto deve-se a diferenças no currículo, na finalidade e nos objectivos de aprendizagem nos diferentes níveis de ensino, bem como nas filosofias institucionais.

Embora alguns investigadores defendam que as avaliações formativas são mais eficazes do que as avaliações sumativas para melhorar a aprendizagem dos alunos, Rushton (2005) discorda. O autor defende que a avaliação sumativa é o método comprovado para determinar o desempenho dos alunos e uma ferramenta valiosa para diferenciar as diferentes capacidades dos alunos. Resume o desenvolvimento das competências numéricas dos alunos num determinado momento, particularmente quando se trata do ensino superior e de profissões sensíveis como a enfermagem e a obstetrícia (Black & Dylan, 2009). Por mais diferentes que sejam as abordagens à avaliação, esta desempenha um papel importante em todos os ambientes e deve ser levada a sério (Kayihura, 2010). Por conseguinte, o autor recomenda que seja desenvolvida uma estratégia em cada área educativa para ter em conta as diferenças na avaliação e para evitar práticas pouco éticas nos processos de ensino e aprendizagem. Em particular, na aprendizagem clínica dos estudantes de enfermagem e obstetrícia, uma avaliação inadequada do processo de aprendizagem pode levar a que os estudantes sejam erradamente autorizados a exercer a sua atividade, com consequências negativas para a vida das pessoas.

Métodos e instrumentos de avaliação clínica no ensino da enfermagem e da obstetrícia

Quinn e Hughes (2007) definiram um método de avaliação como uma estratégia ou método para medir o desempenho dos alunos no ensino e na aprendizagem. Trata-se de métodos utilizados quer pelo professor quer pela instituição para avaliar a aprendizagem dos estudantes. Os métodos de avaliação clínica são métodos utilizados pelos enfermeiros para verificar se os estudantes estão a aprender ou aprenderam na prática clínica com base nos resultados de aprendizagem do curso ou programa que estão a frequentar ou a oferecer (Gronlund & Waugh, 2009). As observações, os portefólios, a redação de estudos de caso, as simulações, as apresentações de estudos de caso, os inquéritos sobre competências e muitos outros são exemplos de métodos de avaliação habitualmente utilizados para avaliar a aprendizagem clínica. As ferramentas de avaliação, por outro lado, são diretrizes ou instrumentos escritos utilizados para avaliar a aprendizagem dos estudantes (Gronlund & Waugh, 2009). Estes instrumentos são utilizados para recolher informações sobre o progresso dos estudantes. Fornecem provas do processo de aprendizagem dos estudantes. São as fontes fiáveis em que os educadores de enfermagem baseiam as suas decisões para melhorar ou alcançar os resultados de aprendizagem do curso (Oermann & Gaberson, 2007). O autor dá exemplos de ferramentas de avaliação na aprendizagem clínica, incluindo listas de verificação, escalas de classificação, portefólios, relatórios anedóticos, planos de cuidados, diários de reflexão, etc. Os princípios de avaliação afirmam que os métodos e instrumentos de avaliação não funcionam isoladamente, mas andam de mãos dadas (Gronlund & Waugh, 2011). Por exemplo, é o método de avaliação que determina os instrumentos de avaliação a utilizar. Por exemplo, se for implementado um método de observação, o enfermeiro precisa de planear como esta avaliação será realizada e que instrumento será utilizado para avaliar a aprendizagem dos alunos. Neste caso, uma lista de controlo é o instrumento adequado. A literatura oferece muitos métodos e instrumentos de avaliação que podem ser utilizados no ensino da enfermagem e da obstetrícia. A capacidade de avaliar os estudantes no ensino clínico depende do tipo de métodos utilizados, de modo a que o processo de aprendizagem do estudante seja avaliado de forma adequada para evitar um desempenho inadequado que teria consequências negativas na prática de enfermagem e obstetrícia (Alison, 2008). Os métodos de avaliação utilizados na aprendizagem clínica dos estudantes devem incluir os que monitorizam continuamente o desempenho dos estudantes, fornecem feedback sobre os pontos fortes e fracos dos estudantes, para que possam melhorar nas áreas em que são fracos, e informam sobre a certificação do movimento.

do primeiro ciclo para o segundo ciclo e para a obtenção de resultados de aprendizagem para

formação ou programa (Gronlund & Waugh, 2009).

A literatura mostra que a avaliação da aprendizagem dos estudantes na prática clínica continua a ser um desafio para os educadores de enfermagem (Ward &Willis, 2006), e o debate sobre os melhores métodos de avaliação da aprendizagem clínica, e a sua validade e fiabilidade na avaliação da aprendizagem clínica, ainda não terminou. Por conseguinte, são necessários mais estudos nesta área para encontrar soluções para os problemas da avaliação clínica da aprendizagem dos estudantes de enfermagem e obstetrícia. Por conseguinte, este estudo foi realizado com o objetivo de examinar os métodos de avaliação utilizados para avaliar os estudantes de enfermagem e obstetrícia nas faculdades CHAM do Malawi.

Estudos sobre métodos e instrumentos de avaliação clínica na formação de enfermeiros e parteiras.

Na sua revisão sistemática da literatura sobre a avaliação das competências de enfermagem, Watson, Stimpson, Topping e Parock (2002) identificaram como problema a falta de métodos e instrumentos de avaliação adequados na prática clínica dos estudantes de enfermagem. Em resumo, os autores explicaram que, na maioria dos casos, existe uma falta de objetividade na avaliação dos estudantes porque não são utilizados instrumentos para a avaliação formativa e sumativa. Os autores também explicaram que, na maioria dos casos, os educadores de enfermagem confiam nos comentários dos enfermeiros clínicos sobre o desempenho dos estudantes. Quando os enfermeiros clínicos avaliam os estudantes na área clínica, escrevem apenas breves notas que, na maioria dos casos, se centram no que os estudantes não fizeram bem.

Nestes casos, torna-se difícil explicar totalmente o que os estudantes aprenderam, uma vez que os enfermeiros educadores receiam que os estudantes os processem se falharem na avaliação (Duffy, 2003 e Hardicre, 2007). Isto deve-se ao facto de os enfermeiros não documentarem totalmente o desempenho dos estudantes, de modo a fornecerem provas de desempenho. Como resultado, os estudantes podem passar nos exames clínicos sem terem demonstrado competências suficientes (Duffy, 2003). Além disso, Dolan (2003) critica o facto de os educadores de enfermagem se basearem por vezes nos relatórios dos enfermeiros clínicos e nos registos dos doentes, nos quais os estudantes documentam os cuidados que prestam. Segundo Watson et al (2002), estes registos não contêm pormenores sobre a forma como o estudante demonstrou a competência, que é um elemento muito bom na avaliação das competências psicomotoras, nem sobre a forma como se chega à decisão de aprovar ou reprovar o estudante.

Um método de avaliação que observe os alunos e recolha dados sobre a forma como os alunos demonstraram a competência garante a objetividade na avaliação da aprendizagem dos alunos (McCarthy & Murphy, 2008). Isto porque fornece provas da forma como o aluno demonstrou e executou a competência, e as lacunas no desempenho do aluno podem ser facilmente identificadas, a fim de fornecer feedback e fazer melhorias.

Quinn e Hughes (2007) destacam a utilização do método de observação para avaliar as competências psicomotoras dos alunos. Os alunos são observados a executar as competências, sendo a avaliação e a correção efectuadas durante a demonstração das acções por parte dos alunos. Dolan (2003) recomenda ainda que os professores de enfermagem utilizem o método de observação com uma lista de controlo ou uma escala de classificação. Uma lista de verificação contém os comportamentos dos alunos relacionados com um ato de enfermagem específico, e o professor pode assinalar se um determinado comportamento ocorreu ou não. Isto indica que o método de observação por si só pode não ser eficaz, mas requer uma ferramenta adicional, que neste caso pode ser uma lista de verificação, para que a avaliação dos alunos seja eficaz.

Uma escala de classificação é outro instrumento normalmente utilizado para avaliar a aprendizagem dos estudantes na prática clínica. Este instrumento dá uma indicação do grau ou extensão de certas caraterísticas e utiliza números ou descrições. O instrumento de avaliação em si não é eficaz, uma vez que descreve o desempenho do estudante de uma forma cumulativa e, por conseguinte, é muito difícil dar feedback, uma vez que os comportamentos específicos que são importantes para o feedback não estão claramente escritos ou indicados. Os autores Kogan, Eric, Holmboe, Karen e Hauer (2009) recomendam a utilização de uma câmara para gravar tudo o que o aluno faz e a revisão de todo o processo numa data posterior para que seja eficaz.

Embora muito antigo e tradicional, o método de observação é muito importante, pois permite verificar as competências dos alunos no local de trabalho. Permitem avaliar a capacidade dos alunos para realizar determinadas tarefas e identificar os erros que cometem no seu trabalho. Fornecem um feedback atempado tanto ao aprendente como ao formador e podem ser corrigidos imediatamente, antes de serem esquecidos. No entanto, Dolan (2003) salienta as insuficiências do método de observação. O autor explica que, ao avaliar a aprendizagem dos alunos, o domínio psicomotor não deve ser o único a ser avaliado, como é o caso do método de observação. Todos os domínios de aprendizagem devem ser avaliados, uma vez que todos eles são necessários para a prestação de cuidados aos doentes. O autor argumenta que o método de observação não avalia a capacidade de escrita dos estudantes, que é uma parte importante da aprendizagem.

enfermagem e obstetrícia. Isto deve-se ao facto de o sistema de comunicação mais comum e prático nos cuidados aos doentes ser a comunicação escrita, que não é avaliada por métodos de observação. Por conseguinte, é necessário utilizar mais do que um método de avaliação para avaliar igualmente outros domínios de aprendizagem (Gronlund & Waugh, 2009 , Quinn & Hughes, 2007, & McCarthy & Murphy, 2008).

Dolan (2003) realizou um estudo semelhante, utilizando uma lista de controlo juntamente com o método de observação. A lista de controlo foi utilizada para avaliar a competência dos estudantes, assinalando uma caixa quando ocorria um determinado comportamento. Estudantes, clínicos, professores e examinadores externos expressaram insatisfação com as limitadas provas documentais que apoiavam o processo de avaliação. Para dar resposta a estas preocupações, um grupo de trabalho constituído por pessoal académico e clínico procedeu a uma revisão do processo de avaliação e, subsequentemente, desenvolveu um processo revisto que incluía novas declarações de competências que exigiam provas escritas dos estudantes para apoiar as categorias de competências. Isto foi feito porque o sistema de utilização de listas de verificação se baseava principalmente na avaliação das capacidades reais dos alunos e não tinha em conta outras áreas importantes necessárias para certificar as competências. Estas incluem as competências afectivas, que mostram o comportamento ético dos estudantes, e as competências escritas, que avaliam as competências cognitivas e de comunicação. Estas são também áreas importantes que os estudantes devem adquirir quando aprendem a cuidar dos doentes.

Um estudo de Norman, Watson, Murrells, Calman e Redfern (2002) sobre a validade e a fiabilidade dos métodos de avaliação das competências práticas dos estudantes de enfermagem e de obstetrícia antes da sua formação. Neste estudo, foi utilizado o método de simulação para avaliar as competências dos estudantes. Os resultados revelaram uma inconsistência interna mais elevada, superior a 0,1, quando o questionário de competências de enfermagem e as áreas-chave de avaliação dos estudantes foram examinados em termos de consistência interna. Isto deveu-se ao facto de os métodos de avaliação de competências não serem autênticos e terem conduzido a resultados inconsistentes. Os estudantes podem ter-se apercebido de que não estavam a lidar com situações reais e, portanto, estavam a dramatizar. Percey (2006) concorda com Norman et al (2002) quando afirma que os métodos de simulação não são métodos de avaliação fiáveis, uma vez que os resultados dos alunos variam quando estes analisam os resultados.

Dolan (2003) também encontrou inconsistências na forma como as avaliações são efectuadas pelos educadores de enfermagem no ensino clínico. No seu estudo, os estudantes queixaram-se de divergências na interpretação dos procedimentos de cuidados por parte dos tutores e formadores durante a avaliação. Verificou-se que, na maioria dos domínios, os formadores e os tutores tinham opiniões diferentes sobre a forma como um estudante deveria aplicar determinados procedimentos. Dolan (2003, p. 136) deu um exemplo em que citou estudantes a quem "um formador disse que tinham de o fazer de uma determinada forma e, quando chegam à escola e verificam com o tutor, ah, mas podiam ter feito de outra forma, ou precisam de mais, e no final estão tão preocupados que não sabem". Isto deve-se ao facto de os instrumentos utilizados não serem específicos, pelo que cada tutor tinha o seu próprio entendimento de como o aluno deveria demonstrar o comportamento.

A fiabilidade dos métodos de avaliação na aprendizagem clínica é um aspeto fundamental de qualquer processo de avaliação (Percey, 2006). O autor recomenda um exame longo de seis horas ou mais para atingir um elevado nível de fiabilidade, de modo a que o estudante seja observado e possa demonstrar a competência repetidamente. Por muito benéficos e fiáveis que sejam estes exames prolongados, a experiência tem demonstrado que os métodos de exame prolongados são cansativos tanto para os estudantes como para os educadores de enfermagem, e não são
Isto é possível se considerarmos o número de estudantes a avaliar em relação ao número de formadores de enfermagem, daí a necessidade de utilizar mais do que um método de avaliação, de modo a que, em caso de falha de um método de avaliação, os estudantes possam ser avaliados por outro.

Do mesmo modo, um estudo descritivo efectuado por Murphy (2007) sobre a medida em que os educadores de enfermeiros utilizavam estratégias de avaliação desenvolvidas para a avaliação clínica de enfermeiros com licenciatura na Universidade da Irlanda revelou diferenças nos métodos de avaliação. Embora métodos de avaliação como estudos de caso, portefólios, ensaios e relatórios servissem para testar a recordação de factos por parte dos estudantes, não mediam totalmente as competências previstas dos estudantes. O autor salientou que cada método de avaliação tem os seus pontos fortes e fracos e carece de fiabilidade e validade adequadas, daí a necessidade de utilizar vários métodos de avaliação para colmatar as lacunas de fiabilidade e validade que surgem quando se utiliza um único método de avaliação.

Nas situações em que os enfermeiros clínicos são também responsáveis pela educação dos estudantes de enfermagem na prática clínica, é essencial que as instituições de ensino de enfermagem forneçam orientação e apoio educativo. A orientação é essencial, uma vez que os enfermeiros clínicos não possuem as competências de ensino necessárias e, na maioria dos casos, não estão envolvidos no desenvolvimento de métodos de avaliação. Um estudo efectuado por Duffy (2003) sobre o insucesso dos estudantes na avaliação das competências de enfermagem durante os estágios revelou que a maioria dos mentores não compreendia os formulários de avaliação. Este facto deveu-se à falta de familiaridade com a conceção e a terminologia. O estudo também concluiu que alguns formulários de avaliação não forneciam dados suficientes para concluir que os estudantes tinham falhado. Os formulários não continham explicações explícitas sobre os comportamentos esperados, tais como a inserção da cânula nos vasos sanguíneos do doente durante o início da perfusão intravenosa, pelo que os mentores receavam ser processados e contentavam-se em fazer com que os estudantes reprovassem. Eta, Atanga, Atashili e Cruz (2011) sugerem que as instituições de enfermagem devem desenvolver instrumentos de avaliação claros e envolver ou formar todos os educadores de enfermagem no desenvolvimento de instrumentos de avaliação, para que os processos de avaliação sejam fiáveis. Se os instrumentos de avaliação forem claros e compreensíveis, o processo de avaliação será justo porque a medição será consistente (Gronlund & Waugh, 2009).

A profissão de enfermeiro e de parteiro exige que os seus membros tomem decisões cuidadosas e importantes, para que sejam prestados cuidados de qualidade em tempo útil e da forma correta. Por conseguinte, é importante que os estudantes de enfermagem sejam ensinados neste domínio e que a apropriação deste domínio seja avaliada como parte do seu processo de aprendizagem. Os métodos de avaliação da qualidade em enfermagem e obstetrícia devem ser contextuais e complexos, e não envolver tarefas fragmentadas (Levett-Jones, Gerbach, Aurther, & Roche, 2011). Estes autores criticam o método de avaliação por simulação devido às suas experiências não autênticas; em vez disso, apoiam a utilização de formas naturalistas de avaliação que coloquem desafios reais aos alunos. A criação de um processo de avaliação autêntico e significativo não só mede as competências clínicas dos estudantes, como também os incentiva a refletir criticamente sobre a sua prática, a fim de aprenderem e ganharem experiência, e oferece uma verdadeira aprendizagem e aquisição de competências na prática clínica real. Levett-Jones et.al (2011) recomendam a utilização de um método de avaliação moderno, conhecido como Observação Estruturada e Avaliação da Prática (SOAP), que proporciona experiências autênticas. Os autores explicam que o SOAP é um método de avaliação da aprendizagem clínica holística e prática de seis horas que motiva a aprendizagem dos estudantes de enfermagem, incentiva a reflexão crítica e confirma que os licenciados estão prontos para a prática profissional. A abordagem testa os conhecimentos, as competências, os valores e as atitudes dos estudantes num contexto clínico. Os estudantes estão envolvidos em cuidados de rotina a doentes e os examinadores procuram provas de pensamento crítico que estejam à altura dos padrões estabelecidos pela entidade reguladora. As provas são documentadas sequencialmente no formato Situação, Ação e Resultado (SAO). Além disso, o método visa compreender melhor o formando do que as suas competências práticas efectivas.

Um estudo realizado por Marion, Mitchell, Henderson, Groves, Dalton e Nulty (2009) concluiu que o Exame Clínico Estruturado Objetivo (OSCE) é a ferramenta mais eficaz para utilização nos currículos dos estudantes de enfermagem para avaliar a prática segura de competências psicomotoras e os conhecimentos declarativos e esquemáticos associados à sua utilização. O OSCE utiliza instrumentos diretamente observados e é preciso, objetivo e reprodutível, permitindo que os estudantes sejam avaliados de forma consistente numa vasta gama de competências clínicas. Os aspectos das competências clínicas são avaliados de forma exaustiva, coerente e estruturada, garantindo a objetividade dos progressos. Todos os estudantes são avaliados segundo um critério pré-estabelecido, baseado no mesmo cenário clínico ou tarefa semelhante, e as notas são classificadas segundo esse critério, permitindo a memorização, a revisão do ensino e a definição de padrões. O desempenho não é avaliado por um único formador, mas por vários.

No entanto, Zayyan (2011) critica o facto de os OSCE não serem autênticos, uma vez que o ambiente é desmascarado e são normalmente utilizados objectos (fantoches) em vez de doentes reais. Descreveu os cenários realizados durante a avaliação OSCE como sendo dramatizados e, por conseguinte, não dando uma imagem verdadeira do que acontece na prática clínica. Para além disso, os cenários são difíceis de organizar e requerem mais equipamento e recursos humanos (Franklin, 2005).

Montagna, Benaglio e Zannini (2010) recomendaram provas escritas que apresentam a experiência vivida da prática como útil e auto-disciplinadora. A escrita de relatos de experiência promove o crescimento pessoal. A escrita de relatos de experiências (também conhecidos como reflexões), reunidos num portefólio, melhora o desempenho dos estudantes, permitindo-lhes identificar os pontos fracos e corrigi-los mais tarde. Os portefólios são uma coleção de provas que demonstram competências, conhecimentos, atitudes e realizações. Pressupõem um certo grau de autorregulação, de capacidade de escrita e de pensamento crítico por parte da pessoa que está a ser avaliada. No seu estudo sobre a utilização de portefólios para a aprendizagem e avaliação da prática clínica de estudantes de enfermagem, Macmillan (2008) demonstrou que era necessário um elevado nível de integração de competências teóricas e práticas nos estudantes. Explicou também que os estudantes desenvolvem a autoconfiança e a aprendizagem independente quando reflectem sobre as suas realizações. Por conseguinte, o portefólio aborda as questões da teoria, das competências práticas, da aprendizagem e da avaliação que fazem parte integrante do ensino de enfermagem. Chriest e Maher (2003) referem que uma das vantagens do portefólio é o facto de incentivar a autorreflexão e permitir que o indivíduo assuma o controlo e a responsabilidade pela sua aprendizagem.

No entanto, também foi referido que os portefólios não abordam suficientemente a avaliação das competências dos estudantes, para as quais o enfermeiro deve observar se as competências estão a ser executadas corretamente. Chriest e Maher (2003) citaram o exemplo da inserção de um gotejamento intravenoso, para o qual o instrutor deve observar como o estudante mantém a esterilidade do equipamento. Os portefólios também não são fiáveis porque os estudantes podem simplesmente copiar procedimentos de livros quando, na realidade, os procedimentos não foram executados corretamente. Outra desvantagem dos portefólios é o facto de favorecerem os alunos com melhores capacidades de escrita e de raciocínio, porque a avaliação das competências depende em grande medida do que foi escrito e não do que foi observado (McMullan, Endacott, Gray, Jasper, Miller, Scholes &, Webb, 2003). Isto explica por que razão o antigo método de observação não pode ser completamente eliminado e por que razão são necessários métodos de avaliação suplementares.

Wanda (2007) verificou, num estudo sobre o processo de avaliação clínica de estudantes de enfermagem em Jarkata, Indonésia, que foram utilizados métodos de observação (66%), testes escritos (24,6%) e avaliação oral para avaliar a aprendizagem cognitiva dos estudantes. Os métodos orais foram mais eficazes na avaliação da compreensão da prática clínica pelos estudantes e da sua aplicação no ambiente clínico. A observação e o auto-relato foram mais eficazes na avaliação da atitude. Por conseguinte, Wanda (2007) concluiu que o atual processo de avaliação baseado em competências é mais eficaz para melhorar a aprendizagem dos estudantes na prática clínica, uma vez que aborda os domínios psicomotor, cognitivo e afetivo. As medidas de desempenho baseadas em critérios ajudam a determinar o que os estudantes aprenderam. Destacam os pontos em que os défices de competências ou conhecimentos precisam de ser corrigidos. A avaliação baseada nas competências assenta em métodos de avaliação referenciados por critérios, em que o desempenho do aluno é avaliado em função de um conjunto de critérios que lhe são fornecidos, de modo a que tanto o aluno como o avaliador estejam cientes do desempenho exigido (Redman, Lenburg & Walker, 1999). O método de avaliação é centrado no aluno, uma vez que os resultados são especificados e descrevem o que o aluno precisa de fazer para demonstrar competência (Wanda, 2007).
Batstone (2010) propôs a utilização de notas anedóticas como um método que pode ser utilizado num contexto clínico. Este método é frequentemente utilizado pelos educadores de enfermagem. As notas anedóticas são utilizadas para registar observações específicas sobre o comportamento, as competências e as atitudes de cada estudante, que estão relacionadas com os resultados curriculares. Estas notas fornecem informações cumulativas sobre a aprendizagem dos estudantes e orientações para a aprendizagem futura. As notas anedóticas são muitas vezes escritas como resultado de observações contínuas durante as aulas, mas também podem ser escritas em resposta a um produto ou desempenho que o aluno tenha alcançado. As notas são curtas, objectivas e centradas em resultados específicos. As notas tomadas durante ou imediatamente após uma atividade são geralmente as mais

precisas. As notas anedóticas de um determinado aluno podem ser partilhadas em intervalos regulares ou a pedido do aluno. Podem também ser partilhadas com os alunos e os pais em reuniões de pais, professores e alunos. Klain (2006) argumenta, no entanto, que as notas anedóticas são altamente subjectivas, uma vez que não se podem basear em critérios, e que também colocam problemas na atribuição de notas e pontos.

A avaliação pelos pares provou ser um mecanismo valioso para fornecer feedback e promover o crescimento profissional. As provas empíricas da eficácia da avaliação pelos pares ou das avaliações na avaliação de competências são limitadas. No entanto, Rush, Firth, Burke, Marks e Miran (2012) descobriram, num estudo sobre a avaliação pelos pares de estudantes de enfermagem do primeiro ano, que dar e receber feedback dos pares, refletir e trabalhar com os pares em pequenos grupos é particularmente valioso para a aprendizagem clínica. O resultado é uma maior participação mútua e cooperativa e uma maior auto-confiança . O estudo concluiu que o feedback dos pares é menos emocional, uma vez que os estudantes são capazes de aceitar as críticas dos seus pares, e que a linguagem utilizada é mais fácil e mais amigável para os estudantes compreenderem do que a dos tutores.

As vantagens da avaliação interpares incluem a confirmação de crenças anteriores sobre a falta de determinadas competências de um indivíduo, a clarificação dos resultados da autoavaliação, a identificação de problemas e a oportunidade de partilhar experiências com colegas, bem como o feedback sobre o desempenho. No entanto, Jinks (2002) desaconselha a utilização da avaliação interpares, uma vez que é uma fonte de ansiedade para ambas as partes, pois são expressas preocupações quanto a dar e responder a feedback negativo e à possibilidade de desacordos entre pares, pelo que não é um método muito fiável de avaliar os estudantes na aprendizagem clínica.

A autoavaliação é outro método descrito na literatura e considerado a forma mais comum de avaliação de competências. As vantagens incluem a relação custo-eficácia desta abordagem, a identificação dos pontos fortes e das áreas a desenvolver e o controlo consciente da prática pelo indivíduo. Os potenciais problemas da autoavaliação incluem a subjetividade, a preocupação com o registo de experiências negativas e a falta de tempo (Fereday, & Cochrane, 2006). A autoavaliação tem sido proposta como um ponto de partida útil para outras formas de avaliação. No entanto, há poucas provas da eficácia da autoavaliação na avaliação de competências, e os estudantes podem precisar de ajuda para refletir sobre a sua prática de forma significativa. Sugere-se que a autoavaliação seja acompanhada de um portefólio, uma vez que os estudantes precisam de refletir e escrever sobre as suas experiências (Smith & Jack, 2005).

Em resumo, autores como Ward e Willis (2006) argumentaram que o debate sobre o método de avaliação mais eficaz para a aprendizagem clínica em enfermagem ainda não terminou. Em concordância com os pontos de vista de Ward e Willis (2006), McCuaughly (2004) concordou que a medição das competências clínicas continua a ser um desafio para os educadores de enfermagem. Os métodos de avaliação devem ser capazes de ter em conta uma série de competências.

Devem permitir que os estudantes integrem uma série de conhecimentos e competências e demonstrem a aplicação desses conhecimentos e competências no planeamento, execução e avaliação dos cuidados prestados aos doentes (Mthembu, 2003). Tendo em conta o que precede, é essencial que os educadores de enfermagem utilizem uma série de métodos de avaliação para captar a aprendizagem que torna um enfermeiro apto para a atribuição de prémios, para a prática e para os objectivos (Summers, 2005).

Existem na literatura muitos métodos de avaliação baseados em provas que foram comprovados de uma forma ou de outra noutros países. Não existem estudos sobre os métodos de avaliação utilizados nas faculdades CHAM do Malawi para avaliar os TNM. Este facto proporcionou ao investigador deste estudo a oportunidade de examinar os métodos de avaliação clínica utilizados nas escolas CHAM, a fim de melhorar o ensino da enfermagem e da obstetrícia no Malavi.

Capítulo 3

Metodologia do estudo

Estrutura do estudo

Foi efectuado um estudo descritivo transversal utilizando um método quantitativo. O desenho foi utilizado para recolher informações de todos os tutores e formadores clínicos que trabalham nas faculdades do CHAM: os tipos de avaliações, o objetivo das avaliações, o número de avaliações realizadas, os métodos e instrumentos de avaliação utilizados, as áreas de aprendizagem avaliadas e a forma como asseguram a fiabilidade e a validade dos métodos e instrumentos de avaliação. O método quantitativo foi utilizado porque eram necessários dados numéricos para a análise e a generalização dos resultados.

Ambiente de investigação

O estudo foi realizado em todas as faculdades de enfermagem e obstetrícia do CHAM nas três regiões do Malawi, e os participantes foram entrevistados no seu ambiente de trabalho. Estas faculdades incluem a Ekwendeni College of Health Sciences e a Saint John's College of Nursing na Região Norte, a Nkhoma College of Nursing na Região Central e a

Escola Superior de Enfermagem de Malosa (São Lucas), Escola Superior de Enfermagem de São José, Escola Superior de Enfermagem da Sagrada Família, Escola Superior de Enfermagem de Mulanje, Escola Superior de Ciências da Saúde de Malamulo e Escola Superior de Enfermagem da Trindade, na região sul.

A população estudada

O estudo envolveu todos os 125 tutores clínicos e formadores que trabalham em todas as faculdades do CHAM no Malawi. Foram recrutados porque estavam diretamente envolvidos no planeamento, conceção, ensino e avaliação dos estudantes de TNM na área clínica.

Processo de amostragem e dimensão da amostra

Foi selecionada uma amostra aleatória e a população-alvo foi constituída por todos os tutores e formadores clínicos envolvidos na prática da avaliação clínica e com conhecimentos sobre o tema em questão. A população do estudo incluiu todos os tutores (74) e formadores clínicos (51) atualmente envolvidos no ensino e avaliação da TNM em todas as instituições de formação do CHAM (CHAM, 2013).

Critérios de inclusão

Para participar no estudo, o participante tinha de ser tutor ou formador clínico na Escola Superior de Enfermagem e Obstetrícia do CHAM. Ao incluir estes participantes, o investigador podia assegurar-se de que eles tinham conhecimentos e experiência na avaliação clínica dos estudantes. O Conselho de Enfermeiros e Parteiras do Malavi exige que todas as instituições de formação de enfermeiros e parteiros tenham pelo menos dois anos de experiência profissional na prática clínica e educativa (NMT, NMCM Syllabus, 2013). Isto deve-se ao facto de o Conselho de Enfermagem e Obstetrícia do Malavi esperar que todos os enfermeiros e parteiras qualificados ensinem prática clínica aos estudantes, para além da enfermagem (MNCM Education Standards, 2013).

Critérios de exclusão

Todos os outros funcionários, que não eram tutores nem formadores clínicos, foram excluídos do estudo.

Instrumento de recolha de dados

Os dados foram recolhidos através de um questionário estruturado (Anexo III), elaborado em inglês, uma vez que todos os participantes eram fluentes nessa língua. O questionário continha perguntas fechadas destinadas a recolher informações sobre a avaliação da aprendizagem, incluindo tipos, métodos, instrumentos, objectivos das avaliações, número de avaliações, áreas de aprendizagem avaliadas e a forma como garantem a fiabilidade e a validade dos métodos e instrumentos de avaliação utilizados para avaliar os alunos. O questionário era composto por duas secções: A primeira secção recolhia dados demográficos sobre os educadores de enfermagem e a segunda secção recolhia informações sobre a avaliação da aprendizagem dos estudantes na prática clínica.

Procedimento de recolha de dados

Antes da visita do investigador a cada universidade, o Diretor da Faculdade já tinha informado todos os tutores e formadores clínicos do inquérito. No dia da recolha de dados, o Diretor da Faculdade reuniu todos os participantes no campus numa sala de conferências, onde se apresentaram e preencheram os questionários. O investigador também teve de esperar
para tutores e formadores clínicos que estivessem a lecionar cursos ou envolvidos na prática clínica. Os que não estavam presentes no primeiro dia foram convidados a preencher o questionário no dia seguinte.

Os participantes foram convidados a preencher o questionário depois de lerem a carta de apresentação e assinarem o formulário de consentimento. A própria investigadora administrou o questionário, pedindo aos participantes que respondessem às perguntas do questionário imediatamente após o terem recebido. Pouco depois de cada participante ter preenchido o questionário, a investigadora verificou se estava completo, agradeceu aos participantes, recolheu os questionários e guardou-os num envelope selado. Esta medida foi tomada para acelerar o processo de recolha de dados, garantir a confidencialidade e recolher dados completos de acordo com a informação contida no questionário. O tempo aproximado para cada questionário foi de 30-40 minutos. O questionário continha 14 perguntas com 104 respostas possíveis

Gestão de dados

Processamento de dados

Os questionários preenchidos (dados) foram recolhidos pelos formadores de enfermagem. Todos os dados foram verificados quanto à sua exaustividade e os eventuais erros foram corrigidos antes de serem guardados num envelope. Os dados foram depois guardados num envelope selado para segurança e transportados para a universidade do investigador para análise dos dados. Os questionários preenchidos foram colocados numa caixa etiquetada e guardados nos arquivos da universidade, onde são guardados todos os questionários e gravações. Os questionários serão eliminados mais tarde, ao fim de três anos. Os dados no computador e o relatório do estudo foram guardados numa pasta cuja palavra-passe era conhecida apenas pelo investigador, tendo sido criada uma cópia de segurança que foi guardada numa Dropbox cuja palavra-passe também era conhecida apenas pelo investigador.

Análise de dados

Os dados recolhidos foram analisados com recurso ao SPSS versão 16.0. Cada questionário foi codificado (numerado). Foi calculada a estatística descritiva sob a forma de frequências e percentagens, de modo a melhorar a análise das seguintes variáveis: Idade dos educadores de enfermagem, habilitações profissionais, habilitações para a docência, tipos de avaliações, número de avaliações, métodos de avaliação, instrumentos de avaliação, finalidades da avaliação, áreas de aprendizagem avaliadas nos estudantes de enfermagem e obstetrícia das escolas do CHAM, e como asseguram a fiabilidade e validade dos métodos e instrumentos de avaliação.

Validade do questionário

A validade refere-se à capacidade do instrumento para medir exatamente o que é suposto medir (Burns & Grove, 2001). Para garantir a validade do instrumento de recolha de dados, o questionário foi, em primeiro lugar, examinado e comentado por um perito em investigação, sendo depois corrigido (validade de conteúdo). Em segundo lugar, o questionário foi pré-testado através da recolha de dados junto de dez educadores de enfermagem (da St John's College of Nursing) para determinar se o questionário recolheria os dados pretendidos. Este teste foi efectuado antes da recolha de dados propriamente dita.

Fiabilidade do instrumento

A fiabilidade refere-se à consistência e à estabilidade de um instrumento ao longo do tempo e das condições (Polit & Beck, 2004). Indica em que medida um instrumento de medida ou uma escala fornece resultados ou pontuações coerentes. Um instrumento é fiável se apresentar os mesmos resultados em diferentes intervalos de teste. Quanto menores forem as variações nos resultados do instrumento após vários testes, maior é a fiabilidade e mais preciso é o instrumento. A fiabilidade foi obtida através da realização de um teste-reteste do questionário. Para o efeito, o questionário foi submetido a um pré-teste durante o qual os tutores e os formadores clínicos da Escola Superior de Enfermagem de São João responderam ao questionário. O pré-teste do

O questionário foi criado para testar se produziria os mesmos resultados para todos os participantes no estudo.

Procedimento de pré-teste

O pré-teste refere-se à verificação de um questionário recentemente desenvolvido para identificar erros (Burns & Grove, 2001). Este exercício foi importante para que quaisquer erros identificados pudessem ser corrigidos antecipadamente. O pré-teste do questionário foi efectuado na Saint John's College of Nursing. Os questionários foram entregues aos participantes para serem preenchidos. Os erros detectados foram corrigidos em conformidade.

Considerações éticas

As considerações éticas na investigação são muito importantes para proteger os sujeitos de quaisquer danos resultantes dos processos e actividades de investigação. Asseguram igualmente que o investigador está consciente das suas responsabilidades e respeita os direitos dos sujeitos (Burns & Grove, 2001). Para garantir o respeito da ética e dos direitos dos sujeitos, foi obtida uma autorização ética para a realização do estudo junto da COMREC (Anexo III). Foi obtida a autorização do CHAM (Anexo I) e de todos os diretores dos colégios (Anexo II). Antes da recolha de dados, os participantes foram informados do objetivo do estudo e da sua participação no mesmo. Foi obtido um consentimento escrito antes de lhes serem entregues os questionários. Foi assegurada aos participantes a proteção e a confidencialidade dos dados, tendo-lhes sido explicado que não deveriam colocar os seus nomes no questionário.

Nos questionários, foram utilizados números (códigos), tanto no questionário como no formulário de consentimento. Os participantes foram também informados de que eram livres de não participar no estudo e que podiam decidir, em qualquer altura, deixar de preencher o questionário.

Distribuição dos resultados

Serão enviadas cópias do trabalho ao COMREC, ao secretariado da CHAM, à biblioteca da Escola Superior de Enfermagem Kamuzu e a todas as escolas da CHAM. Os resultados do estudo serão publicados em revistas sobre saúde e educação e partilhados com educadores de enfermagem e parteiros em conferências nacionais e internacionais.

Capítulo 4

Os resultados do estudo

Introdução

Este capítulo apresenta os resultados de um estudo sobre os métodos de avaliação clínica utilizados para avaliar os estudantes de TNM nas escolas CHAM. O programa de TNM é ministrado em nove faculdades CHAM no Malawi, utilizando o currículo de TNM prescrito pelo Conselho de Enfermeiros e Parteiras do Malawi. No entanto, o programa curricular não especifica os métodos de avaliação a utilizar para avaliar os estudantes na prática clínica, a fim de garantir uma avaliação uniforme e coerente dos estudantes. Todas as faculdades utilizam o mesmo programa curricular, que é implementado nas diferentes faculdades das três regiões do Malawi.

Todos os tutores e formadores clínicos das instituições do CHAM foram recrutados como participantes. Os tutores e os formadores clínicos (educadores de enfermagem) são responsáveis pela avaliação da aprendizagem dos estudantes na prática clínica. Identificam e desenvolvem métodos e instrumentos de avaliação utilizados para avaliar a aprendizagem dos estudantes na prática clínica. Foi utilizado um questionário estruturado, no qual os participantes foram convidados a responder a todas as perguntas assinalando as opções aplicáveis na caixa relevante do questionário nas seguintes áreas idade, habilitações profissionais, competências pedagógicas, tipo de métodos de avaliação que utilizam, número de métodos de avaliação que utilizam, métodos de avaliação que utilizam na avaliação formativa, métodos de avaliação que utilizam na avaliação sumativa, instrumentos que utilizam na avaliação formativa, instrumentos que utilizam na avaliação sumativa, finalidade da avaliação formativa, finalidade da avaliação sumativa, domínios de aprendizagem que avaliam na prática clínica, fiabilidade dos métodos e instrumentos de avaliação e métodos de validade que utilizam na elaboração dos métodos e instrumentos de avaliação. O estudo foi realizado com o objetivo de melhorar o ensino da enfermagem e da obstetrícia no Malawi.

Dados demográficos

O número total de educadores de enfermagem nas escolas do CHAM era de 125, dos quais 105 preencheram o questionário, o que corresponde a uma taxa de resposta de 84%. A taxa de resposta foi muito boa, tal como referido por Bailey (2013). De acordo com o autor, uma taxa de resposta superior a 60% é uma taxa de resposta muito boa para a recolha de dados presencial. Esta taxa de resposta (superior a 60%) garante que os resultados do estudo são representativos da população-alvo. Isto significa que a taxa de resposta de 84% do inquérito forneceu resultados exactos e úteis.

Participantes Grupos etários

A distribuição etária dos participantes é apresentada no Quadro 1. Os grupos etários variam entre menos de 25 anos, 26-35, 36-45 e mais de 45 anos. Os resultados mostram que existem dois grupos etários, que são também os maiores, nomeadamente 26-35 e 36-45, representando 42,9% (n=45 em cada grupo). Enquanto 6,6% (n=7) estavam no grupo etário inferior a 25 anos e 7,6% (n=8) no grupo etário superior a 45 anos. Isto indica que a maioria da população era de meia-idade, com uma mediana de idade de 35,5 anos (Tabela 1).

Table1. Grupos etários dos formadores de enfermagem nos estabelecimentos CHAM

Age	Frequency	percentage	Valid percent
Below 25 years	7	6.6	6.6
26-35 years	45	42.9	42.9
36-45 years	45	42.9	42.9
Over 45 years	8	7.6	7.6
Total	**105**	**100**	**100**

Habilitações literárias dos formadores de enfermagem das escolas CHAM

As habilitações literárias dos participantes são apresentadas na Figura 1. Os resultados do estudo mostram que 67,6% (n=71) dos participantes eram tutores,

30,5% (n=32) eram educadores clínicos e 1,0 (n=1) eram tutores adjuntos. Isto indica que a maioria dos educadores de enfermagem que realizam avaliações nas Faculdades do CHAM são tutores (67,6%, n=71).

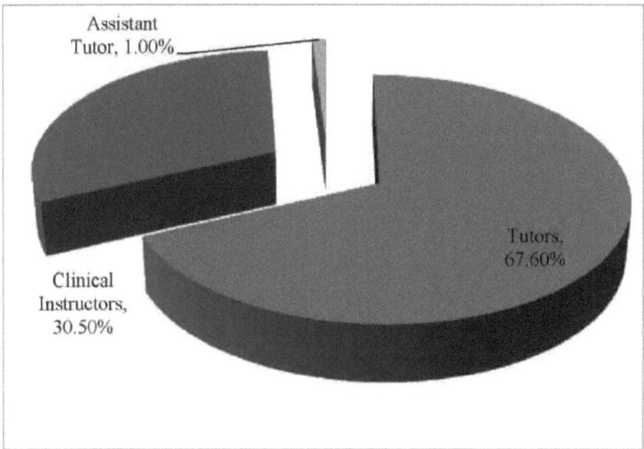

Figura 1: Habilitações literárias dos formadores de enfermagem nos estabelecimentos do CHAM.

Qualificações profissionais dos formadores de enfermagem das escolas CHAM

Os resultados relativos às habilitações profissionais dos enfermeiros formadores são apresentados na Tabela 2. Os resultados do estudo revelam que 70,5% (n=74) possuíam o grau de licenciatura. Destes, 12,4% (n=13) possuíam Bacharelato Pós-Básico em Educação em Enfermagem e Obstetrícia ( ) e 37,1% (n=39) Bacharelato Pós-Básico em Enfermagem com várias especializações. 21,0% (n=22) dos inquiridos tinham pré-registo. No entanto, representam mais de um quarto da população com formação universitária em enfermagem e obstetrícia (21,0% (n=22)). Os inquiridos com mestrado são 3,8% (n=4). Os resultados mostram que a maioria dos enfermeiros educadores que avaliam os MNTs nas faculdades do CHAM tem um curso de graduação em enfermagem e obstetrícia.

Table2. Qualificações profissionais dos formadores

Qualification	Frequency	Percentage
University Diploma in Nursing and Certificate in Midwifery	27	25.7
Bachelors Degree in Nursing and Midwifery (Generic)	22	21.0
Bachelors Degree in Nursing and Midwifery (Post Basic)	39	37.1
Bachelors Degree in Nursing Education (Post Basic)	13	12.4
Masters in Public Health	2	1.9
Masters in Reproductive Health	2	1.9
Total	105	100.0

Métodos de avaliação nos Colégios CHAM

Tipos de exames organizados pela CHAM Colleges

Os tipos de avaliação efectuados nos Colégios do CHAM para os alunos do ENEM são apresentados na Figura 2. Os resultados do estudo mostram que 55,2% (n=58) realizam avaliações formativas e sumativas, enquanto 34,2% (n=36) afirmam que apenas realizam avaliações formativas e 10,5% (n=11) afirmam que apenas realizam avaliações sumativas.

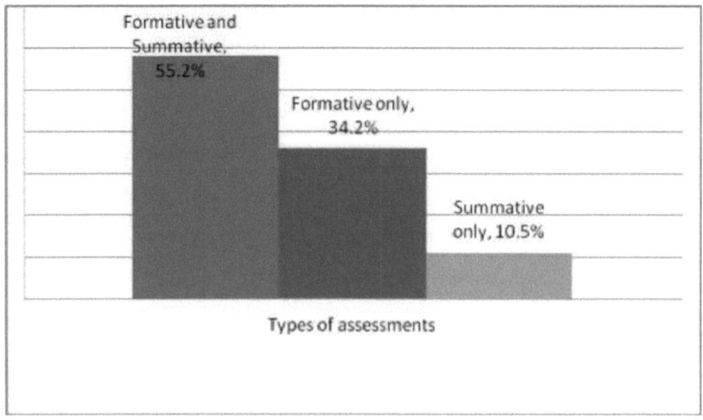

Figura 2: Tipos de avaliação nos colégios CHAM.

Número de exames organizados nas escolas CHAM.

O número de avaliações efectuadas nas escolas CHAM, tanto para a avaliação formativa como para a avaliação sumativa, é apresentado na Figura 3. O estudo revelou diferenças no número de avaliações efectuadas nos CHAMs. A maioria dos enfermeiros educadores referiu ter realizado apenas uma avaliação (56,2%, n=59), enquanto alguns referiram ter realizado duas (35,2%, n=37) e os restantes referiram ter realizado mais de duas (8,5%, n=9).

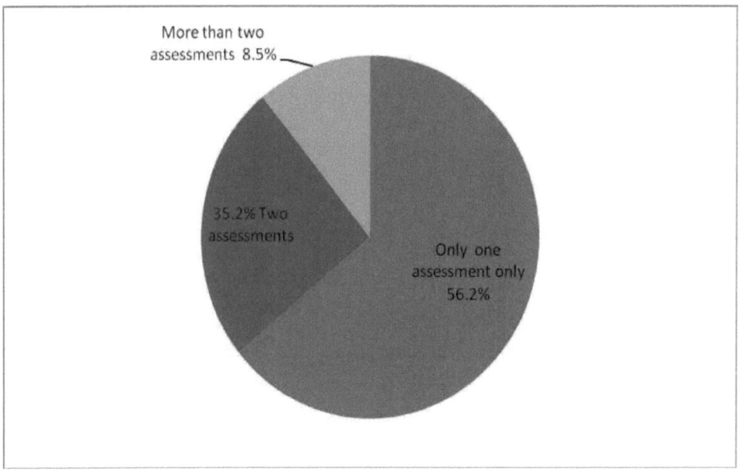

Figura. 3 Número de avaliações efectuadas nos estabelecimentos CHAM

Métodos de avaliação formativa e sumativa nos Colégios CHAM

Os resultados dos métodos de avaliação formativa e sumativa são apresentados em

Tabela 3 O estudo revelou que os métodos de avaliação mais comuns para a avaliação formativa foram os estudos de caso (78,1%, n=82), seguidos dos check-offs OSCE (74,3%, n=78). O terceiro método de avaliação mais comum foi a observação, que atingiu 71,4% (n=75).

Os que utilizaram o método de demonstração 39% (n=41) dos participantes.

Para as avaliações sumativas, o método de avaliação mais frequente foi o

OSCE 87,6% (n=92), seguido dos estudos de caso 66,6% (n=70) e dos métodos de observação 40% (n=42).

Isto indica que os seguintes métodos foram frequentemente utilizados durante a avaliação formativa: Casos

Na avaliação formativa, foram utilizados os seguintes métodos para avaliar os estudantes na prática clínica: estudos de caso, OSCE e observações. Os resultados mostram que os métodos utilizados na avaliação formativa são também utilizados na avaliação sumativa.

Quadro 3. Métodos de avaliação formativa e sumativa nos Colégios CHAM

Assessment Method	**Frequency**		**Percentage**	
	Formative	Summative	Formative	Summative
Observations	75	42	71.4	40
Case studies	82	70	78.1	66.6
Oral examinations	22	10	21	9.5
Peer assessments	10	7	9.5	6.7
Oral presentations	35	19	33.3	18.1
OSCE ck offs	78	92	74.3	87.6
Nursing / midwifery rounds	15	10	14.3	9.5
Conferences	12	2	11.4	1.9
Simulations	9	2	8.4	1.9
Predetermined competencies	18	14	17.1	13.3
Demonstrations	41	1	39	1.0
Journal searching and presentations	4	2	3.8	1.9
Reflective journal writing	5	1	4.8	1.0

Instrumentos de avaliação formativa e sumativa utilizados nos Colégios CHAM

Os resultados relativos aos instrumentos de avaliação utilizados na avaliação dos estudantes de ENM na prática clínica são apresentados na Tabela 4. Os resultados do estudo mostram que a lista de verificação é o instrumento de avaliação mais frequentemente utilizado quando os enfermeiros educadores realizam a avaliação formativa na prática clínica, com 89,5% (n=94), seguido dos instrumentos de avaliação anedóticos com 83,8% (n=88) e dos diários de bordo com 37,1% (n=39).

Em termos de avaliação sumativa, a lista de verificação foi a mais utilizada, com 89,5% (n=94), seguida das anedotas, com 55,2% (n=58) e dos planos de cuidados, com 29,5% (n=31).

Quadro 4: Instrumentos de avaliação formativa e sumativa utilizados nos Colégios CHAM

Assessment Tools	Frequency		Percentage	
	Formative	Summative	Formative	Summative
Checklist	94	94	89.5	89.5
Nursing care plans	47	31	44.8	29.5
Portfolios	5	6	4.8	5.7
Anecdotal	88	58	83.8	55.2
Rating scales	15	15	14.3	14.3
Journal	2	2	1.9	1.9
Log book	39	25	37.1	23.8
Narrative reports	13	7	12.4	6.7
Report cards	2	3	1.9	2.9
Tape recordings	0	1	0	1.0
Progress folders	12	9	11.4	8.6
Nurse educators notebooks	17	14	16.2	13.3
Total	105	105	100	100

Objetivo da avaliação formativa e sumativa nos Colégios CHAM

Os resultados relativos ao objetivo das avaliações realizadas na prática clínica nas instalações do CHAM são apresentados na Tabela 5. A maioria dos participantes, 78,1% (n=82), indicou que a avaliação formativa era utilizada para classificar. Os que indicaram que era utilizada para dar feedback sobre o progresso dos alunos foram 61% (n=64). 48,6% (n=51) dos inquiridos indicaram que utilizavam a avaliação formativa para o acompanhamento e certificação dos alunos na prática.

Relativamente à finalidade da avaliação sumativa, 44,8% (n=47) indicaram que era utilizada para a classificação, outros indicaram que era utilizada para a tomada de decisões, 39% (n=41) e os restantes 24,8% (n=26) indicaram que era utilizada como parte do ensino clínico. Os resultados mostram que a avaliação formativa é utilizada para classificação, feedback dos estudantes, monitorização dos estudantes na prática clínica e certificação da prática, enquanto a avaliação sumativa ( ) é utilizada para classificação, tomada de decisões e como parte do ensino clínico.

Quadro 5: Objetivo da avaliação formativa e sumativa nos estabelecimentos de ensino CHAM

Purpose of Assessment	Frequency		Percentage	
	Formative	Summative	Formative	Summative
For grading	82	47	78.1	44.8
For decision making before the student is to allowed to move from one clinical area to another	31	41	29.5	39
For feedback of students' learning	64	39	61	37.1
For follow up of students' learning	51	31	48.6	29.5
For certification of students into the practice	21	35	20.0	33.3
As part of clinical teaching and learning	51	26	48.6	24.8

Domínios de aprendizagem avaliados nos Colégios CHAM

Quando questionados sobre os domínios de aprendizagem que avaliam na prática clínica, a maioria dos participantes (66,7%, n=70) indicou que avalia apenas as competências psicomotoras. 28,6% (n=30) indicaram que avaliavam os três domínios de aprendizagem, nomeadamente as competências cognitivas, psicomotoras e atribucionais, enquanto 2,9% (n=3) indicaram que avaliavam apenas as competências cognitivas e psicomotoras. Muito poucos (1,9%, n=2) indicaram que avaliavam as competências cognitivas e atributivas, ou apenas as competências cognitivas (Tabela 6).

Quadro 6: Domínios de aprendizagem avaliados nos Colégios CHAM

Learning Domains	Frequency	Valid percent
Cognitive only	2	1.9
Psychomotor only	70	66.7
Attributes only	1	1.1
Cognitive and psychomotor	3	2.9
Cognitive and attributes	2	1.9
Cognitive, psychomotor and attributes	22	28.6
Total	105	100

Validade e fiabilidade dos métodos e instrumentos de avaliação nos Colégios CHAM

Fiabilidade dos métodos e instrumentos de avaliação nos estabelecimentos CHAM

O estudo sobre a fiabilidade dos métodos e instrumentos de avaliação utilizados nas escolas CHAM revelou que 90,5% (n=95) dos participantes avaliam os alunos em cada nível de aprendizagem utilizando os mesmos métodos e instrumentos. 3,8% (n=4) referiram que utilizavam métodos e instrumentos de avaliação diferentes em cada nível, enquanto 5,7% (n=6) referiram que os alunos eram divididos em grupos e avaliados em cada nível utilizando métodos e instrumentos de avaliação diferentes (Tabela 7).

Table7. Fiabilidade dos métodos e instrumentos de avaliação nos estabelecimentos CHAM

Indication	**Frequency**	**Percentage**
Use of same methods and tools at each level	95	90.5
Use of different assessment methods and tools at each level	4	3.8
NMTs are grouped and assessed using different methods and tools at each level	6	5.7
Total	105	100

Validade dos métodos e instrumentos de avaliação nos estabelecimentos CHAM

No que diz respeito à validade dos métodos e instrumentos de avaliação, o estudo revelou que 50,5% (n=53) desenvolvem métodos e instrumentos de avaliação apenas com base no programa de TNM; 25,7% (n=27) indicaram que são desenvolvidos com base nas descrições das disciplinas fornecidas no programa de TNM; 20.9% (n=22) indicaram que desenvolvem métodos e instrumentos de avaliação com base no conteúdo abordado nas aulas e no conteúdo do curso, enquanto um pequeno número de participantes, 2,9% (n=3), indicaram que desenvolvem métodos e instrumentos de avaliação com base no conteúdo abordado nas aulas (tabela 8).

Table8. Validade dos métodos e instrumentos de avaliação nos estabelecimentos CHAM

Indication	Frequency	Percent
Based on NMTs curriculum learning outcomes only	53	50.5
Based on course outlines content as indicated in the NMTs curriculum	27	25.7
Based on content covered during classroom learning	3	2.9
Based on content covered during classroom learning and course content.	22	22.9
Total	105	100

Resumo dos resultados do estudo

O estudo revelou que os enfermeiros educadores que avaliam a TNM nas escolas do CHAM têm 35,5 anos de idade. O nível de qualificação mais elevado dos enfermeiros educadores (população em estudo) é o grau de mestre numa especialidade de enfermagem, mas a maioria tem o grau de bacharel em enfermagem e obstetrícia.

O estudo mostrou também que, embora sejam efectuadas avaliações formativas e sumativas, estas não são exaustivas. Os resultados também mostraram que, na maioria dos casos, apenas uma avaliação é efectuada na prática clínica. Em termos de métodos de avaliação, os resultados mostraram que os estudos de caso, os check-offs OSCE e as observações são utilizados na avaliação formativa. Os OSCE, os estudos de caso e as observações são utilizados para a avaliação sumativa. Os instrumentos de avaliação habitualmente utilizados para avaliar estes estudantes são as listas de verificação, as anedotas e os diários de bordo utilizados durante a avaliação formativa, ao passo que eles utilizam as listas de verificação, as anedotas e os planos de cuidados durante a avaliação sumativa. No que diz respeito ao objetivo da avaliação, o estudo revelou que a avaliação formativa é utilizada principalmente para a classificação, para o feedback sobre a aprendizagem dos alunos, para o acompanhamento da aprendizagem dos alunos e para a certificação. A avaliação sumativa é utilizada para classificar, tomar decisões e no ensino clínico.

O estudo mostrou que a avaliação clínica dos estudantes dá mais ênfase às competências psicomotoras (70%) do que à avaliação de todos os domínios (cognitivo, psicomotor e afetivo), tal como recomendado pelos princípios de avaliação, que, de acordo com os resultados do estudo, são 22%. Os resultados mostraram também que, na maioria dos casos, são utilizados os mesmos métodos e instrumentos de avaliação para avaliar os alunos. Estes métodos e instrumentos de avaliação são geralmente desenvolvidos com base no currículo e nos conteúdos abordados nas aulas.

Capítulo 5

Discussão dos resultados do estudo.

Introdução.

Este capítulo discute os resultados do estudo sobre as práticas de avaliação na prática clínica dos estudantes de ENMC nas instituições do CHAM. A discussão centra-se na interpretação dos resultados do estudo e nas implicações para a aprendizagem dos estudantes na prática clínica (Aveyard, 2010). A discussão centra-se nos dados demográficos, que incluem a idade do educador de enfermagem, as qualificações profissionais e as habilitações para a docência. A segunda vertente de discussão centra-se na avaliação da aprendizagem dos estudantes na prática clínica. As áreas discutidas incluem: O tipo e o número de avaliações realizadas; o objetivo da avaliação formativa e sumativa; os métodos e instrumentos utilizados para avaliar a aprendizagem dos estudantes: a

as áreas de aprendizagem avaliadas na prática clínica; a fiabilidade e a validade dos métodos e instrumentos de avaliação. Por fim, o relatório termina com um resumo da discussão, recomendações, áreas para investigação futura e a conclusão.

Dados demográficos

Introdução

Foram recolhidas informações demográficas sobre os formadores, a fim de analisar a sua formação académica e profissional. Isto foi importante para avaliar se os enfermeiros educadores responsáveis pela avaliação da aprendizagem dos estudantes de TNM na prática clínica tinham idade suficiente e as qualificações adequadas para os ajudar a transmitir conhecimentos, competências e atitudes apropriados aos estudantes.

Grupos etários e qualificações dos formadores de enfermeiros

Os resultados do estudo mostraram que a maioria dos formadores que avaliavam os estudantes de TNM nas faculdades CHAM tinham, em média, 35 anos de idade, e a maioria deles eram tutores com um diploma de bacharelato em enfermagem e obstetrícia. Os resultados são consistentes com os Padrões de Formação do Conselho de Enfermagem e Obstetrícia do Malawi (2013) e com os Princípios Éticos para a Educação em Enfermagem da Liga Nacional de Enfermagem de janeiro (2012), que afirmam que os educadores de enfermagem devem ter idade suficiente para tomar decisões informadas sobre a avaliação dos estudantes. Estes resultados também são consistentes com um estudo realizado na Thames Valley University, no Reino Unido, que recomendou que a idade dos formadores não deve ser subestimada se a qualidade da formação e da aprendizagem for melhorada. Um estudo efectuado por Koh (2010) concluiu que a maturidade dos enfermeiros formadores é importante, uma vez que contribui para a tomada de decisões informadas sobre o desempenho dos estudantes na prática clínica. Os educadores de enfermagem têm a responsabilidade de assegurar que os estudantes foram cuidadosamente avaliados e de evitar que um desempenho inadequado conduza a acções não profissionais na prática clínica.

De acordo com o currículo de TNM prescrito pelo NMCM (2012), o

A qualificação mínima para os formadores de enfermagem é um diploma universitário em enfermagem e um certificado em obstetrícia. No Malawi, o Kamuzu College of Nursing (KCN), uma instituição terciária da Universidade do Malawi, oferece cursos de licenciatura em enfermagem e obstetrícia, tanto a nível geral como de pós-graduação. O currículo do Diploma de Enfermeiro Registado (NMCM, 2004), do Pós-Básico em Enfermagem e Obstetrícia (NMCM, 2011) e do Bacharelato em Enfermagem e Obstetrícia Genérica (NMCM, 2008) inclui módulos de metodologia de ensino que permitem aos estudantes adquirir conhecimentos, competências e uma atitude adequada em relação ao ensino e à avaliação, a fim de os preparar para ensinar em diferentes áreas. O Conselho Internacional de Enfermeiros (2006) recomenda enfermeiros educadores bem formados, competentes e responsáveis na formação dos estudantes, para que os enfermeiros e as parteiras possam trabalhar em segurança. Os resultados do estudo mostraram que os enfermeiros educadores que avaliam os alunos de ENM nas escolas do CHAM possuem as qualificações profissionais adequadas e, por conseguinte, os conhecimentos, competências e atitudes corretos, tal como recomendado pelo NMCM.

Sowunm (2010) afirmou que os educadores de enfermagem devem acreditar firmemente no valor e na dignidade da progressão dos conhecimentos na profissão de enfermagem, devem conhecer a área a ensinar e devem ser capazes de selecionar métodos e instrumentos de avaliação adequados para avaliar os objectivos educativos e programáticos. Se tal não for o caso, devem ser propostos cursos de recuperação ou de formação contínua, nomeadamente sobre os métodos de avaliação da prática clínica. Isto evitaria que os educadores de enfermagem reprovassem os estudantes, tal como descrito por Duffy (2003). O autor também explicou que os educadores de enfermagem não reprovam os estudantes na prática clínica por receio de serem processados pelos estudantes se não os tiverem avaliado corretamente. A razão para estas conclusões reside no facto de os enfermeiros educadores não possuírem conhecimentos e competências em matéria de métodos de avaliação. Duffy (2003) analisou esta questão num estudo sobre a razão pela qual os educadores de enfermagem não reprovam os estudantes na prática clínica. Os resultados mostraram que isso se devia ao facto de os formadores não possuírem os conhecimentos e as competências necessárias para avaliar os estudantes e utilizar os instrumentos de avaliação. Não conseguiam demonstrar o desempenho dos estudantes na prática clínica para poderem tomar uma decisão sobre a reprovação em situações em que os estudantes tinham reprovado. Com receio de serem processados, limitavam-se a chumbá-los. Estes problemas podem ser resolvidos através da formação contínua ou da revisão do programa de estudos e do currículo, de modo a que os educadores de enfermagem estejam familiarizados com os métodos e instrumentos de avaliação da prática clínica. Se isso não for feito, todos os enfermeiros e parteiras em formação em DNT não serão adequadamente avaliados e, por conseguinte, não poderão exercer a sua atividade com segurança, baixando assim o nível de formação dos enfermeiros e parteiras.

Os resultados também mostraram que as qualificações profissionais mínimas eram um diploma em enfermagem e obstetrícia e um certificado universitário em obstetrícia. Estas qualificações garantem que a avaliação dos estudantes de TNM na prática clínica é efectuada por educadores de enfermagem com qualificações profissionais adequadas, tal como recomendado pelo Conselho de Enfermeiros e Parteiras do Malavi (NMNC, 2012). Além disso, os resultados do estudo mostram que a avaliação dos TNM nas faculdades CHAM é efectuada por educadores de enfermagem experientes.

Avaliação da aprendizagem dos estudantes na prática clínica

A avaliação dos estudantes na prática clínica está no centro da aprendizagem no ensino da enfermagem e da obstetrícia. Isto deve-se ao facto de a enfermagem e a obstetrícia serem uma profissão prática, em que os seus membros passam a maior parte do tempo a cuidar e a tratar de doentes numa variedade de contextos de cuidados de saúde. Por conseguinte, é importante que os formandos sejam corretamente avaliados para garantir que dominam todas as competências de enfermagem e obstetrícia antes de serem autorizados a exercer a profissão.

No ensino da enfermagem e da obstetrícia, a segurança é o princípio mais importante na avaliação dos estudantes (ICN, 2006). Isto implica a verificação e a correção durante a prática para garantir que dominam as competências necessárias antes de poderem progredir de um nível inferior para um nível superior, onde prestarão cuidados de enfermagem e obstetrícia complexos, e antes de serem autorizados a exercer a profissão. Para tal, os educadores de enfermagem devem estar familiarizados com os métodos e instrumentos de avaliação e com a forma de os desenvolver para garantir uma avaliação adequada dos estudantes na prática clínica. A secção seguinte analisa os resultados do estudo dos métodos, instrumentos e práticas de avaliação utilizados pelos enfermeiros educadores na avaliação dos TNM nas Escolas CHAM.

Tipos de métodos de avaliação utilizados nos Colégios CHAM

Os resultados do estudo mostraram que quase metade dos educadores de enfermagem do CHAM realizam avaliações formativas e sumativas. Estes resultados estão em conformidade com as Normas para a Educação em Enfermagem e Obstetrícia (NMCM, 2013) e os Princípios para a Avaliação dos Estudantes (Gronlund, & Waugh, 2009). Estas normas e princípios explicam que as avaliações formativas e sumativas são essenciais no ensino de enfermagem para garantir que os estudantes são cuidadosamente avaliados antes de serem licenciados para prestar serviços complexos de enfermagem e obstetrícia e exercer a sua profissão. Estes tipos de avaliação são interdependentes para que a avaliação seja eficaz. Assim, a avaliação formativa é um caminho para a avaliação sumativa, e a avaliação sumativa depende dos resultados da avaliação formativa para ser eficaz. Como a palavra implica, a avaliação formativa deve ser efectuada antes da avaliação sumativa. As actividades realizadas no âmbito da avaliação formativa incluem a observação dos progressos dos alunos, o fornecimento de feedback aos alunos sobre a sua aprendizagem e a correção dos erros cometidos. É considerada uma atividade de ensino e aprendizagem porque implica uma grande interação com os alunos (Oermann & Gaberson, 2007).

Um estudo realizado por Burch, Seggie e Gary (2006) concluiu que o grupo de estudantes que teve um contacto estreito com os seus mentores (80,9%) teve um melhor desempenho num estágio na África do Sul do que o grupo que não teve contacto com os seus preceptores (45%). Isto corrobora a afirmação de (Oermann & Gaberson, 2007) de que a avaliação formativa promove a aprendizagem, uma vez que a interação entre o aluno e o professor permite ao aluno identificar e trabalhar os pontos fracos antes da avaliação sumativa.

Somativo significa que são feitas sínteses, conclusões e avaliações da aprendizagem dos alunos. A avaliação depende em grande medida do que os alunos fizeram no decurso da sua aprendizagem (formativa). Este tipo de avaliação deve ser efectuado no final de um curso ou de uma área de aprendizagem, depois de os alunos terem praticado.
e são acompanhadas de perto, uma vez que medem o sucesso ou o fracasso do desempenho dos estudantes (Oermann & Gaberson, 2007). Um estudo efectuado por Duers e Brown (2009) concluiu que as avaliações sumativas eram mais úteis para os estudantes de enfermagem com prática clínica. O estudo concluiu que a preparação e o esforço dos estudantes de enfermagem eram mais importantes quando a avaliação era efectuada para fins sumativos, uma vez que esta avaliação estava associada a uma nota. Os estudantes dedicaram pouca atenção e esforço às tarefas não classificadas (formativas). Este facto é evidente nos comentários dos alunos, que o autor cita da seguinte forma: "Estou a fazer isto porque preciso de obter notas e passar na avaliação sumativa para poder progredir no curso. .... Porque é que me hei-de preocupar em preparar a avaliação formativa?
notas" (p. 657). Isto significa que a avaliação sumativa tem uma grande influência na promoção da aprendizagem dos estudantes na prática clínica.

A AAQ (2006) recomenda a realização de avaliações formativas e sumativas na formação de enfermeiros e parteiras, uma vez que são essenciais para a qualidade do ensino e da aprendizagem nesta profissão. Esta recomendação é apoiada por Schloss (2010), cujo estudo concluiu que os estudantes em prática clínica demonstram um maior nível de domínio nas avaliações formativas e sumativas de curto e longo prazo do que os estudantes em formação inicial.

Estes resultados mostram, portanto, que a avaliação da aprendizagem dos estudantes no CHAM é efectuada, em certa medida, de acordo com as recomendações estabelecidas para a avaliação da aprendizagem dos estudantes na prática clínica. Apesar de os resultados do estudo mostrarem que são efectuadas avaliações formativas e sumativas, os participantes não estavam em maioria para generalizar os resultados. Dos 105 educadores de enfermagem, apenas 55,2% (n=58), ou seja, pouco mais de metade, indicaram que realizavam avaliações formativas e sumativas.
Os outros responderam de forma diferente. Alguns educadores de enfermeiros indicaram

que utilizavam apenas avaliações formativas, enquanto outros indicaram que utilizavam apenas avaliações sumativas. Estes resultados indicam que o tipo de avaliação não é consistente nas CHAMs. Esta falta de uniformidade na avaliação dos estudantes tem impacto no seu desempenho na prática clínica. Alguns estudantes estão bem preparados, outros não (QAA, 2006), e os que não estão preparados são incompetentes e cometem muitos erros na prática clínica por não terem sido objeto de uma avaliação rigorosa. Os educadores de enfermagem que apenas realizam avaliações formativas não estão a avaliar adequadamente os estudantes, uma vez que as avaliações formativas devem ser realizadas no seguimento da aprendizagem dos estudantes e, por conseguinte, fazem parte do ensino (Oermann & Gaberson, 2007). Isto significa que a avaliação da aprendizagem dos estudantes, que deveria ter lugar no final da prática clínica para ajudar os enfermeiros educadores a tomar decisões sobre o desempenho dos estudantes, não está a ser realizada. Estas constatações levantam a questão de saber em que base os enfermeiros formadores tomam as suas decisões para passar os estudantes de um nível inferior para um nível superior. De acordo com a educação em enfermagem e obstetrícia, esta prática não é ética, uma vez que implica que os estudantes são autorizados a prestar cuidados de enfermagem e obstetrícia complexos sem uma avaliação exaustiva da área de aprendizagem, pondo em risco a vida dos doentes, uma vez que os estudantes não são seguros na prática (Sowunm, 2010). Os educadores de enfermagem que apenas realizam a avaliação sumativa estão a prejudicar os estudantes, uma vez que a avaliação sumativa só deve ter lugar depois de os estudantes terem sido observados em profundidade e terem recebido feedback sobre a sua aprendizagem que lhes permita trabalhar e melhorá-la (avaliação formativa).

Os educadores de enfermagem devem recolher informações sobre todas as actividades de aprendizagem ao longo do período de aprendizagem para os ajudar a tomar decisões no final da prática clínica (Gronlund & Waugh, 2011). Estes resultados dão, portanto, a impressão de que os educadores de enfermagem que apenas realizam a avaliação sumativa não estão a monitorizar os seus estudantes na prática clínica para verificar o seu progresso. Por outras palavras, os estudantes não recebem feedback sobre o seu desempenho. Nestes casos, a aprendizagem não é facilitada e a probabilidade de os estudantes falharem é elevada, uma vez que não são devidamente orientados e a avaliação formativa, que desempenha um papel importante na promoção da aprendizagem dos estudantes, não é efectuada (Suskie & Banta, 2009). Além disso, a segurança dos doentes está em risco, uma vez que os erros cometidos pelos estudantes durante a prestação de cuidados não são verificados e corrigidos.

As avaliações formativas e sumativas são dois tipos diferentes de avaliação e são efectuadas separadamente. Estes conceitos têm de ser bem compreendidos pelos educadores de enfermagem para que possam utilizá-los de forma adequada. As diferenças evidenciadas nos resultados podem ser comparadas com as de Duer & Brown (2009), cujos resultados do estudo mostraram que a maioria dos educadores de enfermagem não estava familiarizada com o vocabulário utilizado para avaliar a aprendizagem dos estudantes em experiências de avaliação formativa. Os autores também observaram que estes enfermeiros educadores não estavam familiarizados com a palavra "formativo", uma vez que estes termos (formativo e sumativo) não são frequentemente utilizados em conferências de professores. Os formadores de enfermeiros não foram capazes de indicar claramente o objetivo destes dois tipos de avaliação. Esta situação é comparável aos resultados deste estudo, uma vez que os dois termos (formativa e sumativa) não aparecem no programa de ensino da ENMC nem no currículo. Os termos que aparecem em ambos os documentos relativamente à avaliação são "avaliação contínua" e "avaliação de final de ano". É necessário destacar estes termos em todos os documentos relativos à avaliação dos estudantes na prática clínica, para que possam ser melhor compreendidos e utilizados. As incoerências no ensino de enfermagem relativamente à natureza da avaliação podem dever-se a uma falta de compreensão destes dois termos. O Conselho de Enfermeiros e Parteiras do Malawi definiu recentemente padrões educativos e sublinhou a necessidade de avaliações formativas e sumativas em todos os níveis de aprendizagem, mas não especificou como isso deve ser feito (NMCM, 2013). Esta tarefa foi deixada às faculdades individuais, mas a experiência demonstrou que não é indicada ou destacada no currículo e no programa de estudos dos NMT. Não se sabe se foram criados mecanismos para monitorizar se estas práticas estão a ser seguidas pelos educadores de enfermagem nas faculdades. É necessário desenvolver políticas a nível das faculdades para que a avaliação dos TNM seja simultaneamente formativa e sumativa, de modo a resolver o problema da incoerência dos tipos de avaliação e a garantir uma avaliação adequada da aprendizagem dos estudantes. Devem também ser desenvolvidos instrumentos de controlo e avaliação para avaliar as instituições de ensino superior no que respeita à avaliação da aprendizagem dos estudantes na prática clínica, a fim de garantir o cumprimento dessas avaliações. O currículo e o programa de estudos de ENMC devem dar ênfase à avaliação formativa e sumativa, e não apenas à sumativa, como é atualmente o caso. Os resultados deste estudo mostraram que o tipo de avaliação dos TNM nos CHAM não é uniforme. Quase metade dos enfermeiros educadores indicou que utilizava tanto a avaliação formativa como a sumativa, enquanto os restantes indicaram que utilizavam apenas a avaliação formativa ou apenas a sumativa.

Número de métodos de avaliação utilizados nos estabelecimentos CHAM

Os resultados do estudo revelaram ainda que a maioria dos enfermeiros formadores utiliza apenas um método de avaliação aquando da avaliação dos estudantes na prática clínica. Estes resultados estão em contradição com os resultados relativos ao tipo de avaliação que a maioria dos formadores de prática clínica efectua. Os resultados relativos aos tipos de avaliação indicam que metade dos enfermeiros formadores utiliza tanto a avaliação formativa como a sumativa. Assim, quando se efectuam avaliações formativas e sumativas, é impossível que se efectue apenas uma avaliação. As avaliações formativas e sumativas são dois tipos diferentes de avaliação, efectuados separadamente. Estes resultados são consistentes com os de Duer e Brown (2009), que concluíram que os enfermeiros educadores não compreendem os processos e práticas de avaliação dos estudantes. Na maioria dos casos, os enfermeiros educadores realizam actividades apenas porque os procedimentos assim o exigem, sem compreenderem porque o fazem e como a avaliação deve ser realizada. O número (um) de métodos de avaliação referido pela maioria dos educadores de enfermagem nos resultados do estudo poderia ser a avaliação utilizando a lista de verificação prescrita pelo NMCM. Na maioria dos casos, as avaliações prescritas pelo NMCM são consideradas mais valiosas do que todas as outras avaliações, uma vez que, se não tiverem sido concluídas, os estudantes não podem ser admitidos aos exames. Os exames são numerados de um a nove e são efectuados uma vez em cada nível de prática, do primeiro ao terceiro ano. O facto de a validação dos estudantes para a admissão aos exames se centrar mais nestes exames levou a que a maioria dos educadores de enfermagem e mesmo os estudantes valorizem mais as avaliações do NMC do que as avaliações da faculdade. Os resultados do estudo podem explicar a razão pela qual os enfermeiros educadores indicaram que apenas uma avaliação que desse uma imagem real do que estava a acontecer na prática estava a ser realizada. Além disso, os resultados do estudo revelaram que, em algumas faculdades, são efectuadas duas avaliações e, noutras, três. Embora isto possa ser visto como um desconhecimento do vocabulário utilizado para avaliar os alunos, estes resultados são a imagem real do que se passa no CHAM. As variações no número de avaliações efectuadas são semelhantes aos resultados relativos aos tipos de avaliação. É possível que aqueles que afirmaram realizar apenas avaliações formativas ou sumativas sejam aqueles que realizam apenas uma avaliação, e que aqueles que realizam tanto avaliações formativas como sumativas sejam aqueles que realizam mais de duas ou três avaliações. Mais uma vez, este é um sinal de inconsistência no número de avaliações que devem ser efectuadas nas escolas CHAM. Kayihura (2010) argumenta que um número variável de avaliações conduz a uma avaliação desigual dos estudantes na prática clínica. Alguns alunos podem ser avaliados exaustivamente, enquanto outros podem ser subavaliados. A avaliação dos estudantes deve ser consistente para garantir uma aprendizagem equitativa dos estudantes. Isto é altamente recomendado na formação, pois cria confiança nos estudantes e, por conseguinte, facilita a aprendizagem, uma vez que os estudantes se sentem seguros. Kayihura (2010) e Mc Cathy (2007) salientaram que a avaliação dos alunos deve ser múltipla. Uma ou duas avaliações não podem refletir verdadeiramente o nível de aprendizagem dos estudantes. No estudo de Kayihura (2010), os estudantes queixaram-se de que foram injustamente avaliados quando foi efectuada uma única avaliação da apresentação do caso no final do domínio de aprendizagem clínica, apesar de os estudantes terem praticado diferentes competências nos domínios clínicos durante um ano. Os estudantes queixaram-se de que a maioria dos domínios que tinham abordado não foram avaliados, apesar de serem domínios que tinham praticado. Os alunos preferiram o exame OSCE, que utilizava uma série de estações para avaliar um vasto leque de competências. A decisão dos alunos de optarem por uma avaliação OSCE está de acordo com Smee (2005), que recomenda uma avaliação abrangente como um índice de validade do conteúdo. São necessárias várias avaliações para aumentar a validade, uma vez que oferecem uma maior probabilidade de avaliar todas as áreas de aprendizagem e conteúdos que os alunos cobriram (Bradshaw & Lowenstern, 2011). Se for realizada apenas uma avaliação, alguns conteúdos ou áreas de aprendizagem não serão avaliados e, nesses casos, a avaliação da aprendizagem dos alunos não será considerada fiável. Se os alunos não forem adequadamente avaliados, existe uma grande probabilidade de reprovarem ou serem reprovados, o que, em enfermagem, resulta num desempenho inadequado que tem implicações na prática clínica, como diferenças de competência quando os alunos estão a cuidar dos doentes. Os princípios de avaliação recomendam que a aprendizagem dos estudantes deve ser avaliada várias vezes, pois isso aumenta a validade e, assim, garante uma avaliação abrangente das competências complexas dos estudantes necessárias para a prática clínica (Kayihura, 2010).

Os resultados do estudo mostraram que o número de avaliações NMT nas escolas CHAM não é uniforme. A coerência é muito importante para que os alunos sejam avaliados de forma exaustiva, o que exige o desenvolvimento de diretrizes e normas para o número de avaliações a realizar nos estabelecimentos de ensino superior do CHAM, para que as avaliações dos alunos possam ser melhoradas.

Objetivo das avaliações formativas realizadas nos Colégios CHAM

Os resultados do estudo mostraram que a avaliação formativa é principalmente utilizada nas CHAMs para a marcação, para dar feedback aos alunos no seu processo de aprendizagem, para monitorizar o progresso dos alunos e para certificar os alunos na prática. No entanto, estes resultados não estão de acordo com Koh (2009), que indicou que a avaliação formativa deve ser efectuada para monitorizar o progresso dos alunos e compará-lo com os padrões de referência.

feedback sobre a sua aprendizagem. Estes resultados indicam claramente uma falta de conhecimento por parte dos

educadores de enfermagem sobre a utilização da avaliação formativa. Os educadores de enfermagem contradizem-se nas suas afirmações sobre o objetivo da avaliação formativa. Nos princípios da avaliação formativa, explica-se que a avaliação formativa deve ser efectuada como parte do ensino clínico (Gronlund & Waugh 2009). Isto porque, durante a avaliação formativa, os educadores de enfermagem precisam de dar aos estudantes um feedback contínuo sobre o seu progresso na prática (Oermann & Gaberson, 2007). Durante este período, os formadores devem observar os estudantes na forma como prestam cuidados, verificar se os estudantes estão a fazer as coisas certas ou não, e corrigi-los. Neste caso, não se espera que sejam avaliados (Koh, 2009 & Oermann & Gaberson, 2007). Verifica-se também que os educadores de enfermagem não compreendem o objetivo da avaliação formativa, pois não a valorizam, dado que, na maioria dos casos, não é graduada ou acompanhada de critérios (Alkharusi, 2008). Do mesmo modo, Duer & Brown (2009) concluíram que tal se devia ao facto de não utilizarem o termo "formativa" nas suas discussões durante as reuniões de docentes. Os resultados de Koh (2009) e um comentário de Duer e Brown (2009) podem ser equiparados aos resultados do presente estudo, uma vez que os educadores de enfermagem referiram objectivos contraditórios para a avaliação formativa, indicando claramente uma falta de conhecimento sobre o objetivo da avaliação formativa. A maioria dos educadores de enfermagem referiu que a avaliação formativa é utilizada para classificar, o que significa que a avaliação dos estudantes na prática clínica não é efectuada de forma adequada, e também mostra que os estudantes na prática clínica não são monitorizados e não recebem feedback contínuo sobre a sua aprendizagem na prática. Os educadores de enfermagem apenas visitam os estudantes no final da prática clínica para efetuar uma avaliação para classificação, que é uma avaliação sumativa de acordo com os princípios de avaliação (Gronlund & Waugh, 2011).

Objectivos da avaliação sumativa nos Colégios CHAM

O estudo mostrou que a avaliação sumativa é utilizada principalmente para a marcação e a tomada de decisões, o que é recomendado por (Gronlund & Waugh, 2011). O objetivo da avaliação sumativa é determinar o desempenho global dos alunos numa determinada área de aprendizagem num determinado momento (Quinn & Hughes, 2007). Neste caso, deve ser efectuada após a conclusão de um curso de aprendizagem.

De acordo com os resultados do estudo, a classificação parece ser o objetivo comum de todos os tipos de avaliação. Este objetivo comum coincide com o que Alkharusi (2008) comentou nos resultados do seu estudo. O autor explicou que os professores se concentram mais na classificação durante a avaliação, porque um valor (critério) está associado a ela. Não prestam muita atenção à avaliação formativa porque, na maioria dos casos, não lhe atribuem qualquer valor. Foi exatamente isso que os resultados mostraram. O objetivo da "marcação" era muito claro, tanto na avaliação formativa como na sumativa. Isto mostra claramente que a avaliação sumativa é mais popular do que a avaliação formativa nas escolas da CHAM. De acordo com Miller e Billie (2012), o seu estudo concluiu que os educadores de enfermagem preferem a avaliação sumativa porque é feita apenas uma vez e, por conseguinte, não requer muito tempo. Neste estudo, os participantes também indicaram que a avaliação formativa consumia muito tempo, uma vez que tinham de estar disponíveis durante todo o processo de aprendizagem dos estudantes. Rejeitaram uma série de avaliações habitualmente associadas à avaliação formativa e descreveram a avaliação formativa como um trabalho fastidioso, que exigia muita papelada. Esta poderá ser uma das razões pelas quais os formadores de enfermagem do CHAM também só efectuam avaliações sumativas. Na sua discussão sobre os resultados do estudo, Miller e Billie (2012) observaram que os educadores de enfermagem só realizam a avaliação sumativa porque a cultura da instituição em que o estudo foi realizado dá prioridade à avaliação sumativa em detrimento da avaliação formativa. Por conseguinte, consideram que as avaliações formativas são inúteis e uma perda de tempo. Este poderia ser também o caso dos formadores de enfermagem do CHAM. Verificou-se que o Conselho de Enfermagem e Obstetrícia do Malavi, ao validar o progresso da aprendizagem dos estudantes no seu último ano (antes de serem autorizados a fazer os exames do NMCM, conhecidos como exames de

qualificação), avalia sobretudo as avaliações sumativas efectuadas com recurso a listas de verificação de avaliação prescritas. Se um estudante não tiver passado nas avaliações prescritas pelo NMCM (numeradas de um a nove), não pode realizar os exames de qualificação até que todas as avaliações tenham sido concluídas. Os educadores de enfermagem precisam de compreender o objetivo da avaliação formativa e sumativa, uma vez que ambas desempenham um papel importante no sucesso da aprendizagem dos estudantes. A avaliação formativa destina-se a fins pedagógicos, uma vez que é efectuada ao longo da aprendizagem dos estudantes na prática. Por conseguinte, não deve ser utilizada para avaliar o desempenho dos estudantes (como os educadores de enfermagem indicam nos seus resultados), uma vez que existe o risco de tomar uma decisão antes de os estudantes terem concluído o seu processo de aprendizagem. Os testes sumativos destinam-se à tomada de decisões e devem ser classificados, uma vez que são realizados quando os estudantes concluíram o curso, pelo que as hipóteses de avaliar todas as áreas de aprendizagem são muito elevadas (Oermann & Gaberson, 2007). Se estas razões forem bem compreendidas e aplicadas pelos educadores de enfermagem,
que seja efectuada uma avaliação adequada dos TNM e que a formação de enfermeiros e parteiras seja melhorada no CHAM.

Em resumo, os resultados deste estudo revelaram objectivos contraditórios para a avaliação formativa e sumativa na avaliação CHAM MNT. Foram fornecidas evidências mistas sobre os objectivos da avaliação formativa e sumativa. Os resultados indicam que os educadores de enfermagem não têm conhecimento dos objectivos destes dois métodos de avaliação e que é necessária uma formação contínua sobre os objectivos das avaliações realizadas no ensino de enfermagem e obstetrícia.

Métodos de avaliação clínica utilizados nos Colégios CHAM

O estudo concluiu que os métodos de avaliação mais frequentemente utilizados para avaliar os MNTs nas escolas do CHAM foram OSCE, observação e demonstrações. Estes resultados são semelhantes aos de Kayihura (2010), que concluiu que os educadores de enfermagem utilizavam OSCE, apresentações de casos e observação direta. O autor sublinhou que os educadores de enfermagem valorizam a utilização de uma variedade de métodos de avaliação na prática clínica, uma vez que isso garante que a avaliação da aprendizagem dos estudantes ocorre em todos os domínios de aprendizagem que os estudantes cobriram durante a sua aprendizagem clínica.

Os resultados deste estudo estão em contradição com os resultados relativos ao número de avaliações que os enfermeiros formadores referem efetuar na sua prática clínica. O estudo revelou que a maioria dos enfermeiros formadores efectua apenas uma avaliação, o que significa também apenas um método de avaliação. Por conseguinte, não se sabe se os métodos de avaliação supracitados (observação e demonstração OSCE) são aplicados em cada universidade, uma vez que o estudo examinou os métodos de avaliação praticados em todas as universidades do CHAM, o que torna necessário outro estudo para examinar os métodos de avaliação utilizados em cada universidade do CHAM. É muito difícil concluir que estes modos de avaliação são praticados em cada universidade, pois isso estaria em contradição com os resultados do número de avaliações efectuadas nas universidades CHAM, tal como descrito acima.

Dado que o programa NMT utiliza um currículo, pode generalizar-se que os estudantes NMT são avaliados utilizando uma variedade de métodos de avaliação descritos acima. Isto está de acordo com Gronlund e Waugh (2011) e Dolan (2003), que indicam que a utilização de uma variedade de métodos de avaliação dá uma imagem mais completa da aprendizagem dos alunos. Oferece uma maior possibilidade de avaliar todas as áreas de aprendizagem do programa ou do conteúdo que os estudantes concluíram. Alguns métodos de avaliação fornecem informações sobre as competências de desempenho de tarefas, outros incluem a avaliação do raciocínio e da resolução de problemas na prática clínica, enquanto outros ainda avaliam o comportamento profissional dos estudantes nos cuidados da prática clínica (Alison, 2008). É importante utilizar uma variedade de métodos de avaliação na aprendizagem clínica dos estudantes, de modo a avaliar as diferentes actividades da prática clínica (Dolan, 2003). A profissão de enfermagem e obstetrícia está em constante evolução, o que tem implicações na forma como o apoio de enfermagem e obstetrícia deve ser prestado, dado o aparecimento de novas doenças como o VIH/SIDA. Por conseguinte, os educadores de enfermagem precisam de utilizar uma variedade de métodos de avaliação quando avaliam os estudantes para garantir que são competentes e confiantes em todas as áreas de aprendizagem.

Em muitos países, os métodos de avaliação da aprendizagem dos estudantes na prática clínica são um objetivo central do ensino de enfermagem e obstetrícia. Foram realizados muitos estudos sobre métodos de avaliação, mas faltam provas empíricas para determinar o melhor e mais eficaz método de avaliação que avalie todas as áreas de aprendizagem e satisfaça as necessidades dos alunos. Kayihura (2010), Alison (2008), McCarthy e Murphy (2007) estabeleceram, por conseguinte, o princípio da utilização de múltiplos métodos de avaliação para garantir que todas as áreas de aprendizagem dos estudantes são avaliadas. Desta forma, as diferentes necessidades dos alunos são satisfeitas (McCarthy & Murphy, 2007, Bradshaw & Lowenstern, 2011, & Gronlund & Waugh, 2009).

O estudo mostrou que o estudo de caso é um método de avaliação comum. A literatura fornece mais informações sobre a utilização deste método na avaliação. Por exemplo, o método de estudo de caso, quando utilizado para avaliar a aprendizagem dos estudantes, ajuda os educadores de enfermagem a avaliar os conhecimentos dos estudantes numa determinada área (Oermann & Gaberson, 2007). Por exemplo, ao avaliar os estudantes sobre a gestão de um doente com tensão arterial elevada, o instrutor pode avaliar a compreensão profunda dos estudantes sobre a gestão de um doente com tensão arterial elevada. No entanto, isto não dá aos formadores a oportunidade de avaliar as competências dos estudantes que precisam de ser observadas, uma vez que os estudantes normalmente tratam os doentes na ausência de formadores. Existe uma forte probabilidade de que eles mintam e simplesmente copiem notas de livros, alegando que prestaram cuidados, o que pode levar a uma reprovação imerecida.

O OSCE como método de avaliação é mais eficaz, pois oferece a oportunidade de avaliar uma vasta gama de competências dos estudantes, que praticaram durante um período de tempo (Brosnan & Evans, 2006). Este método dá aos educadores de enfermagem a oportunidade de observar competências, avaliar conhecimentos e avaliar atitudes adequadas, uma vez que os estudantes podem passar por uma série de estações que os educadores de enfermagem organizam para avaliar todas as áreas de aprendizagem. Um estudo realizado por Kayihura (2010) concluiu que este método era o preferido pelos estudantes, uma vez que eram avaliados em todas as áreas de aprendizagem abrangidas durante a prática clínica. No entanto, Rushforth (2007) critica este método de avaliação como sendo inautêntico, uma vez que, na maioria dos casos, os estudantes são avaliados com recurso a manequins (e não a pessoas reais) e o ambiente de aprendizagem não é mascarado. Um ambiente real é importante porque os estudantes vão lidar com pessoas reais e não com fantoches, pelo que têm de ser avaliados em interação com pessoas reais.

O método de avaliação observacional permite um acesso direto para ver exatamente o que os estudantes estão a praticar. Os formadores de enfermagem observam e registam o comportamento dos estudantes nesta situação. Desta forma, os muitos problemas associados à batota dos estudantes podem ser evitados, pelo menos em princípio. No entanto, Kadri, Moamary e Vleuten (2009) não defendem este método, uma vez que faz parte dos métodos de avaliação tradicionais. O autor apresenta duas razões para este facto: Em primeiro lugar, o método é centrado no professor e não envolve os alunos na sua própria aprendizagem, que é a aprendizagem contemporânea. Na aprendizagem contemporânea, os alunos são capacitados e responsáveis pela sua aprendizagem, procurando e utilizando as suas próprias experiências. Estes métodos facilitam a aprendizagem porque os alunos são capazes de descobrir e aprender mais porque são eles próprios responsáveis por isso, em vez de estarem à espera que um professor lhes explique alguma coisa. Não é este o caso do método de observação, que o autor qualificou de passivo. Em segundo lugar, o método é demasiado subjetivo, porque a avaliação do enfermeiro que observa o aluno a executar a tarefa baseia-se no valor do observador, que pode variar de uma pessoa para outra. Tal como a observação, a demonstração é um método de avaliação comum na prática clínica. Este método é eficaz na avaliação formativa, pois permite que os estudantes observem como os cuidados de enfermagem e obstétricos devem ser prestados enquanto o enfermeiro educador demonstra as competências (Oermann & Gaberson, 2007). Os estudantes podem então repetir os procedimentos na presença do formador, o que se designa por Feedback de Demonstração. Se o aluno cometer um erro, o professor pode corrigi-lo imediatamente. No entanto, este método não pode ser utilizado para a avaliação sumativa, uma vez que é utilizado para marcar e tomar decisões; assim, se o aluno não se portou bem, não há hipótese de melhorar, razão pela qual só pode ser utilizado para a avaliação formativa. Outro ponto fraco deste método é o facto de os formadores de enfermagem terem de registar tudo o que os estudantes fazem para obterem um feedback objetivo. Este método consome muito tempo, uma vez que os estudantes têm de repetir o que o formador demonstrou, pelo que pode não ser um método de avaliação viável se houver falta de formadores.

Os resultados do estudo mostraram, por conseguinte, que a avaliação dos estudantes de NMT nas instituições da CHAM é efectuada através de uma grande variedade de métodos, sendo os mais comuns os estudos de caso, OSCE, observações e demonstrações. No entanto, não se sabe se todos estes métodos são utilizados em cada universidade, uma vez que o estudo apenas examinou os métodos de avaliação nas universidades da CHAM no seu conjunto e não numa base individual. Como foi explicado acima, a utilização de uma variedade de métodos de avaliação, tanto formativos como sumativos, garante que a aprendizagem dos estudantes é adequadamente avaliada, uma vez que os estudantes são avaliados em todas as áreas de aprendizagem. Isto não é possível com um único método de avaliação, uma vez que não permite avaliar outros domínios de aprendizagem. Por conseguinte, recomenda-se vivamente aos decisores políticos que

devem assegurar que estes diferentes métodos de avaliação são praticados em cada instituição, de modo a garantir que todos os NMTS são avaliados de forma coerente e adequada. Isto assegurará que os estudantes são corretamente avaliados em cada nível de aprendizagem antes de entrarem na prática.

Instrumentos de avaliação clínica utilizados nos Colégios CHAM

Os resultados do estudo mostraram que os estudantes de TNM nas faculdades CHAM são avaliados utilizando uma variedade de instrumentos de avaliação, sendo os mais comuns as listas de verificação, as anedotas e os diários de bordo. A investigação demonstrou que estes instrumentos de avaliação são eficazes e são utilizados internacionalmente tanto para a avaliação formativa como para a avaliação sumativa (Mthembu, 2003). O facto de os educadores de enfermagem referirem que utilizam instrumentos para avaliar os estudantes significa que a avaliação dos estudantes é objetiva. Isto implica que os educadores de enfermagem estão a utilizar instrumentos de avaliação baseados em provas. No entanto, não sabemos quantos instrumentos são utilizados pelas diferentes instituições ou que método de avaliação utilizam, uma vez que este estudo não examinou que instrumentos de avaliação são utilizados pelas diferentes instituições. Gronlund e Waugh (2009) explicaram que os instrumentos de avaliação são diretrizes escritas ou instrumentos utilizados para avaliar a aprendizagem dos alunos. São úteis porque fornecem provas do processo de aprendizagem dos estudantes. São fontes fiáveis para os educadores de enfermagem tomarem decisões sobre a aprendizagem dos estudantes (Oermann & Gaberson, 2007). Os instrumentos de avaliação permitem que um educador de enfermagem avalie o nível de compreensão dos resultados da aprendizagem por parte de um estudante (Ulfvarson & Oxelmark, 2012). Os métodos de avaliação e os instrumentos de avaliação andam de mãos dadas, pelo que os métodos de avaliação fornecem informações sobre a forma como os estudantes devem ser avaliados, enquanto os instrumentos de avaliação fornecem informações sobre a forma como a avaliação foi efectuada. Medem a compreensão dos estudantes sobre um tópico e ajudam os educadores de enfermagem na prática clínica a identificar objetivamente os pontos fortes e fracos. No caso da avaliação formativa, os instrumentos ajudam a monitorizar o desempenho dos estudantes, facilitando assim a aprendizagem, uma vez que os pontos fracos são claramente identificados e abordados. No caso da avaliação sumativa, os instrumentos oferecem a oportunidade de tomar decisões informadas sobre o sucesso ou insucesso do estudante. Isto deve-se ao facto de terem um critério baseado na forma como o aluno foi avaliado (Quinn & Hughes 2007). Na ausência de instrumentos de avaliação, torna-se difícil tomar decisões informadas sobre o desempenho do aluno, uma vez que não existem provas nas quais basear a decisão. Duffy

(2003) demonstrou este facto no seu estudo, examinando as razões pelas quais os educadores de enfermagem reprovam os estudantes na prática clínica. Descobriu que os educadores de enfermagem não dispunham de informação de base sobre o desempenho dos estudantes. Consequentemente, reprovavam os alunos porque receavam ser processados se reprovassem os alunos. Estas situações podem ser evitadas se estiverem disponíveis ferramentas de avaliação que forneçam informações sobre o desempenho dos estudantes na prática clínica. Tal como acontece com os métodos de avaliação, é aconselhável utilizar vários instrumentos de avaliação para que a avaliação abranja todas as áreas de aprendizagem dos estudantes Gronlund e Waugh (2009), uma vez que um único instrumento de avaliação não pode ser utilizado para todas as áreas de aprendizagem. O princípio da avaliação estabelece que os instrumentos de avaliação devem ser válidos e fiáveis para poderem avaliar os resultados de aprendizagem pretendidos (Gronlund e Waugh, 2009). A fiabilidade e a validade só podem ser garantidas se o instrumento de avaliação avaliar um domínio de aprendizagem de cada vez. Isto explica a necessidade de haver mais do que um instrumento de avaliação para que todos os domínios de aprendizagem possam ser avaliados.

Os resultados do estudo mostraram que uma lista de verificação foi o instrumento de avaliação mais utilizado tanto para a avaliação formativa como para a sumativa, uma vez que fornece um registo sistemático das observações das competências e comportamentos demonstrados pelo aluno no momento da avaliação (Mthembu, 2003). Tem um critério que ajuda a equipa de cuidados a observar e avaliar o comportamento do aluno (Bradshaw & Lowenstern, 2011). No entanto, Mthembu (2003) argumenta ainda que este instrumento não é capaz de avaliar eficazmente o nível de pensamento e conhecimento dos alunos na área que está a ser avaliada.

As notas anedóticas foram a segunda ferramenta frequentemente mencionada nos resultados do estudo. As notas anedóticas são registos de observações específicas do comportamento, das competências e das atitudes de cada aluno em relação aos resultados da aprendizagem na área de aprendizagem que está a ser aprendida ou praticada (Hall, Daly & Madigan 2010). Estas notas fornecem informações cumulativas sobre a aprendizagem dos alunos e orientações para o ensino posterior. As notas anedóticas são frequentemente escritas como resultado de observações durante o ensino e são, portanto, formativas, mas também podem ser escritas em resposta ao desempenho dos alunos (Hall, Daly & Madigan, 2009). Os autores acrescentam que as notas anedóticas são breves, objectivas e centradas em resultados de aprendizagem específicos. Hall, Daly e Madigan (2010) também expressaram uma visão diferente da eficácia do instrumento: diz-se que é fraco porque deixa espaço para o enviesamento, uma vez que as notas são geralmente o julgamento individual do enfermeiro, que pode por vezes ser influenciado pela perceção do enfermeiro do estatuto social dos alunos. Os autores sublinharam que, na maioria dos casos, as notas anedóticas não têm critérios que permitam basear as decisões, o que significa que não são um instrumento fiável e que, por conseguinte, são necessários instrumentos suplementares.

Os diários de bordo são semelhantes às notas anedóticas. Os diários de bordo utilizados no Malawi, também conhecidos como "livros verdes", foram concebidos e prescritos pelo NMCM e têm de ser utilizados por todas as escolas de enfermagem que formam NMT no Malawi. Estes instrumentos fornecem aos estudantes provas da conclusão e do domínio das competências, mas não têm critérios para tomar decisões sobre o desempenho dos estudantes e são utilizados principalmente para a avaliação sumativa, uma vez que devem ser assinados pelos educadores de enfermagem quando o estudante domina a competência. Por conseguinte, os diários de bordo não podem ser utilizados para a avaliação formativa. No entanto, não se sabe se os educadores de enfermagem se referiram a este tipo de instrumento, uma vez que a literatura descreve outro significado do diário de bordo como instrumento de avaliação.

Staun, Bergstrom e Wadensten (2010) descrevem um diário de bordo como um registo do que um aluno realizou durante o seu período de aprendizagem. Os alunos registam num livro a informação específica que fizeram ou aprenderam. Staun et al (2010) acrescentam que os diários de bordo são, antes de mais, ferramentas de aprendizagem, uma vez que obrigam os alunos a refletir sobre o que realizaram e dão-lhes a oportunidade de expressar, examinar e explorar as suas experiências. Staun et al (2010) explicam ainda que os diários de bordo são utilizados para a comunicação entre o estudante e o professor de enfermagem sobre as actividades realizadas. Os autores também criticaram a ferramenta tradicional, que foi substituída por uma ferramenta moderna, o portefólio.

A diferença entre um diário de bordo e um portefólio reside no tipo de documentação. No diário de bordo, os alunos registam as suas actividades diárias, enquanto no portefólio registam apenas o que aprenderam durante um longo período de tempo ou o que tem valor para a sua aprendizagem. No entanto, McMullan (2008) também critica o facto de o portefólio não ser uma ferramenta eficaz para monitorizar o progresso dos alunos (formativo), sendo mais adequado para a avaliação sumativa. No entanto, ambos podem ser muito eficazes quando se trata de avaliar a aquisição de conhecimentos dos estudantes num determinado domínio, mas também as suas competências de documentação. Tanto Staun et al (2010) como McMullan (2008) criticam o facto de o portefólio e o diário de bordo não poderem ser utilizados para avaliar as competências psicomotoras, que são muito importantes na prática de enfermagem. As competências psicomotoras que os estudantes precisam de demonstrar quando prestam cuidados (como a inserção de um soro intravenoso) podem não ser avaliadas quando se utilizam portefólios e diários de bordo, daí a necessidade de uma ferramenta de avaliação adicional, como a lista de verificação, que avalia estas competências técnicas. Outra área importante suscitada pela utilização de diários de bordo ou portefólios é o facto de nenhum deles ter critérios para avaliar a aprendizagem dos estudantes. Os educadores de enfermagem precisam de desenvolver rubricas para registar os diferentes comportamentos. Para que as ferramentas de avaliação sejam eficazes, é necessário que os educadores de enfermagem saibam como desenvolver essas rubricas, o que requer formação adicional.

O tipo de diário de bordo utilizado pelos educadores de enfermagem do CHAM não é conhecido. Pode ser o diário de bordo prescrito pelo NMCM ou o livro tradicional, tal como descrito na literatura. No entanto, é importante que os educadores de enfermagem utilizem métodos de avaliação modernos, como o portefólio, para se manterem na vanguarda do ensino e da formação em enfermagem. Os resultados do estudo mostram que apenas 4,8% (n=5) referiram utilizar portefólios. Estes resultados são demasiado baixos para serem generalizados como instrumento de avaliação dos TNM nas escolas do CHAM. Se forem utilizados instrumentos de avaliação antigos, existe um risco elevado de baixar os padrões de formação, uma vez que o sector da enfermagem e da obstetrícia é dinâmico e reage muito rapidamente a novas questões que afectam a saúde das pessoas. À medida que surgem novas doenças, os cuidados de enfermagem também se alteram em resposta a novos problemas, o que não poupa a formação de enfermeiros e parteiras, que também devem utilizar métodos de avaliação modernos para melhorar o ensino e a aprendizagem.

Os resultados do estudo mostraram que os TNM são avaliados com recurso a listas de verificação, anedotas e diários de bordo. É importante que sejam implementadas estratégias para garantir que todas as escolas utilizem uma gama de instrumentos de avaliação actualizados para melhorar o ensino da enfermagem e da obstetrícia. De facto, os resultados deste estudo mostraram também que alguns enfermeiros educadores só avaliam os estudantes uma vez, o que significa que a avaliação dos estudantes não é adequada. Nestes casos, a formação dos enfermeiros e das parteiras não pode ser melhorada.

Domínios de aprendizagem avaliados nos Colégios CHAM

Quando questionados sobre os domínios de aprendizagem avaliados na prática clínica com estudantes de TNM, a maioria dos formadores indicou que apenas avaliava as competências psicomotoras, poucos indicaram que avaliavam todos os domínios (cognitivo, psicomotor e afetivo) e muito poucos indicaram que apenas avaliavam conhecimentos e competências, conhecimentos e atitudes e conhecimentos. Os resultados mostram claramente que a avaliação clínica da TNM no CHAM se centra mais nas competências psicomotoras do que nas competências cognitivas e afectivas. Estes resultados corroboram a afirmação de Tarcy, Gersbach, Carol e Jan (2011) de que os enfermeiros educadores tendem a centrar a avaliação clínica nas competências psicomotoras e a ignorar outros domínios da aprendizagem, como o nível de pensamento e as atitudes adequadas, que são necessários na prática da enfermagem e da obstetrícia. Este resultado significa que os educadores de enfermagem não se concentram mais no pensamento e nas atitudes adequadas aquando da avaliação. Tais avaliações conduzem a deficiências noutras competências necessárias, o que, por sua vez, leva à incompetência observada entre estudantes e enfermeiros na prática clínica. As questões de comportamento ético, como bater nos clientes, por vezes relatadas nos meios de comunicação social (Jornal The Nation, 18 de abril de 2012), são exemplos de atitudes que precisam de ser avaliadas e corrigidas nos estudantes antes de serem autorizados a praticar. No seu estudo, Fater (2013) constatou que existiam pontos fortes significativos em muitas avaliações de áreas de competências. O autor salientou que a avaliação de todos os domínios de aprendizagem dava uma imagem mais holística das competências de aprendizagem adquiridas pelos alunos do que se fosse avaliado apenas um domínio. Isto é apoiado por Tarcy, Gersbach, Carol e Jan (2011), que argumentam que a avaliação de todos os domínios de aprendizagem é necessária nesta profissão para os estudantes que se preparam para a formação múltipla em enfermagem e obstetrícia. Fater (2013) também descobriu no seu estudo que havia défices nas capacidades de aprendizagem quando apenas um ou dois domínios eram avaliados. Tais défices são comparáveis aos encontrados por Hunt, MacGee, Cutteridge e Hughes (2011) no seu estudo, em que mais estudantes passaram nas competências práticas (psicomotoras) do que nas teóricas. Os autores constataram que os estudantes não eram capazes de explicar as razões das suas acções quando realizavam procedimentos. Os resultados deste estudo também revelaram que os formadores de enfermagem ainda utilizavam o método tradicional de avaliação, numa altura em que a enfermagem era vista como uma profissão técnica, largamente dependente do cumprimento de prescrições médicas. Ao seguir as ordens dos médicos, os enfermeiros não participavam na tomada de decisões. A sua formação não incluía teoria, uma vez que se realizava à cabeceira do doente (Clover, 2010). Os educadores de enfermagem de hoje devem ir além da avaliação das competências psicomotoras, uma vez que a enfermagem é uma profissão dinâmica que responde muito rapidamente a novos tópicos de enfermagem. Para melhorar o ensino da enfermagem e da obstetrícia, é necessário acompanhar os novos temas. Os estudantes de ENM formados nas escolas CHAM são os enfermeiros e parteiras de hoje, que devem praticar várias competências na prática clínica.

O código de ética apela aos enfermeiros e parteiras para que pratiquem cuidados holísticos na sua prática clínica (ICN, 2011) e, além disso, Ackley e Ladwig (2006) afirmaram que os cuidados holísticos, que incluem cuidados físicos, psicológicos e espirituais, são o padrão de ouro dos cuidados de enfermagem e obstetrícia nesta profissão. Os estudantes adquirem a capacidade de prestar esses cuidados à medida que avançam nos três domínios que devem ser avaliados para determinar se são ou não competentes. Se nos concentrarmos apenas num domínio, como é o caso neste estudo (psicomotricidade), a avaliação dos estudantes é incompleta e, além disso, injusta. Essa avaliação é injusta porque são omitidos outros domínios que os alunos praticaram ao longo da sua aprendizagem, o que leva a uma subavaliação e, nesses casos, a uma atribuição de mérito inadequada. Esta avaliação não é fiável e é inválida, pois tem impacto na qualidade dos cuidados prestados, uma vez que não se pratica um cuidado holístico, que atenda a todas as necessidades dos doentes. Os enfermeiros que trabalham no século 21 devem estar equipados com conhecimentos, competências e valores que garantam o seu sucesso no mundo complexo e em constante mudança dos cuidados de saúde. Devem possuir conhecimentos sobre as pessoas, sobre a prestação de cuidados a indivíduos e famílias com diferentes problemas de saúde, sobre a promoção da saúde e a prevenção da doença e sobre questões profissionais. As competências psicomotoras, por si só, não são suficientes. Os enfermeiros devem também possuir uma série de aptidões e competências, incluindo as seguintes: lidar com os problemas psicológicos dos doentes, o que implica apreciar os seus valores, compreender as suas necessidades e expectativas e responder às suas necessidades.

A prática de enfermagem engloba os três domínios de aprendizagem: cognitivo, psicomotor e afetivo. A prática de enfermagem engloba os três domínios de aprendizagem: cognitivo, psicomotor e afetivo. Por conseguinte, o ensino de enfermagem deve ter em conta os três domínios de aprendizagem e os professores devem estar preparados para avaliar a aprendizagem dos estudantes nos três domínios (Liga Nacional de Enfermagem, 2013).

Fiabilidade e validade dos métodos e instrumentos de avaliação utilizados nos estabelecimentos CHAM.

Os resultados do estudo mostraram que os métodos e instrumentos de avaliação utilizados para avaliar as TNM nas instituições da CHAM são desenvolvidos a partir do currículo das TNM, das descrições das disciplinas e dos conteúdos de aprendizagem na sala de aula. Este facto está de acordo com os escritos de (Quinn & Hughes, 2007, & e Gronlund, & Waugh, 2009). Estes autores recomendam que os métodos e instrumentos de avaliação sejam adaptados ao currículo e aos conteúdos com que os alunos são confrontados. Se tais procedimentos forem seguidos, garante-se que os alunos foram avaliados de acordo com o programa prescrito, com a consequência de que os alunos são avaliados em relação aos resultados pretendidos do programa. A objetividade é garantida nestes casos porque a avaliação se baseia em informações factuais, uma vez que o programa descreve os métodos de avaliação que são depois implementados nas descrições das disciplinas que são comunicadas e dadas aos estudantes. Numa análise efectuada por Beckman (2005), é salientado que todas as avaliações requerem provas científicas sólidas que demonstrem que medem o que se pretende (validade) e que as conclusões pretendidas

razoável. A maioria dos educadores de enfermagem referiu que os seus métodos e instrumentos de avaliação são desenvolvidos a partir do currículo, que é um documento baseado em evidências que comprovadamente satisfaz todas as necessidades de aprendizagem dos estudantes e o programa pretendido se for seguido à risca (Iwasiw, Goldenberg, & Mary-Anne, 2010). Os resultados mostram também que os métodos de avaliação são desenvolvidos com base nos resumos das disciplinas e nos conteúdos curriculares. Este facto é positivo, pois permite evitar práticas pouco éticas, como a inclusão de elementos não destinados ao ensino. No entanto, as respostas dos formadores nesta área variaram, indicando que os métodos e instrumentos de avaliação são desenvolvidos a partir de diferentes fontes. Alguns educadores de enfermagem indicaram que tinham desenvolvido os métodos apenas com base no programa de estudos; alguns disseram que os tinham desenvolvido apenas com base nas descrições dos cursos, enquanto outros indicaram que os tinham desenvolvido apenas com base nos conteúdos abordados nas aulas. Existe o risco de os alunos serem subavaliados se a informação utilizada para estes instrumentos de avaliação for retirada apenas de uma área. Por exemplo, um esquema de curso pode não conter toda a informação; alguma da informação provém do conteúdo abordado na aula. A combinação de todas as fontes fornece informações ricas para o desenvolvimento de instrumentos de avaliação. É necessário dispor de uma única fonte de informação para a elaboração dos instrumentos de avaliação, uma vez que isso garante a coerência da prática de avaliação no ensino da enfermagem e da obstetrícia.

Quando questionados sobre a forma como asseguravam que os seus métodos e instrumentos de avaliação eram justos e equitativos, a maioria dos educadores de enfermagem respondeu que todos os estudantes eram avaliados utilizando os mesmos métodos e instrumentos de avaliação em cada nível de aprendizagem. Estes resultados são coerentes com as recomendações de Norman, Watson, Murrels, Calman e Redferns (2002), segundo as quais os métodos e instrumentos de avaliação são considerados justos quando suscitam as mesmas respostas dos estudantes. Os métodos e instrumentos de avaliação justos devem estar disponíveis para todos os alunos de forma igual. Nos seus resultados, os autores também observaram que a utilização de diferentes métodos e instrumentos de avaliação produziu resultados diferentes para os alunos. Isto deveu-se ao facto de os instrumentos (ferramentas) utilizados terem diferentes domínios de aprendizagem. Se o objetivo do instrumento de avaliação é fazer com que os alunos avaliem a forma como uma injeção deve ser administrada, o instrumento tem de ser o mesmo para todos os alunos que procuram essa necessidade de aprendizagem. Se os alunos com a mesma necessidade de aprendizagem utilizarem instrumentos diferentes para avaliar a forma como a injeção deve ser administrada, os resultados serão diferentes e pouco fiáveis, o que não seria justo para os alunos.

No entanto, os resultados também mostraram que alguns enfermeiros avaliam os estudantes com diferentes métodos e instrumentos de avaliação; alguns agrupam os estudantes e avaliam cada grupo com diferentes métodos e instrumentos. Estes resultados não podem ser refutados, uma vez que reflectem exatamente a prática de alguns educadores de enfermagem. No entanto, estas práticas não garantem a equidade na avaliação dos estudantes e, nestes casos, a avaliação não é válida. A fiabilidade dos métodos e instrumentos de avaliação é garantida quando estes são utilizados ao mesmo nível e na mesma área de aprendizagem para todos os estudantes.

Os resultados do estudo mostraram que os métodos e instrumentos de avaliação utilizados para a avaliação de TNM nas instituições do CHAM foram desenvolvidos a partir do currículo de TNM, dos cursos e dos conteúdos de aprendizagem em sala de aula, e asseguram que os métodos e instrumentos de avaliação são equitativos, utilizando os mesmos métodos e instrumentos para todos os estudantes em cada nível de aprendizagem na prática clínica.

Resumo do estudo

Os resultados do estudo sobre os métodos de avaliação clínica das MNI nas escolas do CHAM mostram que a avaliação das MNI nas escolas do CHAM é geralmente efectuada por tutores com uma idade média de 35 anos. A maioria dos tutores possui um bacharelato em enfermagem e obstetrícia, e alguns possuem um diploma de enfermagem e um certificado universitário de obstetrícia. Quase metade dos formadores indicou que utilizava avaliações formativas e sumativas, enquanto outros formadores indicaram que utilizavam apenas avaliações formativas ou apenas avaliações sumativas. No que respeita ao número de avaliações, a maioria dos educadores de enfermagem indicou que utilizava apenas uma avaliação, enquanto uma minoria indicou que utilizava duas ou mais.

Os resultados do estudo mostraram também que os métodos de avaliação mais utilizados são os estudos de caso, OSCE, observações e demonstrações, e que os instrumentos de avaliação mais comuns são as listas de verificação, as anedotas e os diários de bordo. A avaliação das competências dos estudantes incide mais nas competências psicomotoras do que nas competências cognitivas e afectivas. Os métodos e instrumentos de avaliação utilizados para a avaliação em TNM nas instituições do CHAM são desenvolvidos com base no currículo de TNM, no enquadramento do curso e no conteúdo de aprendizagem em sala de aula, o que garante que os métodos e instrumentos de avaliação são equitativos, uma vez que são utilizados os mesmos métodos e instrumentos para todos os estudantes em cada nível de aprendizagem na prática clínica.

Recomendações

O Diploma de Técnico de Enfermagem e Obstetrícia é um programa unificado, ministrado em nove faculdades CHAM diferentes no Malawi. É orientado por um currículo prescrito pelo Conselho de Enfermagem e Obstetrícia do Malawi (NMCM, 2012). Os resultados do programa para estes técnicos de enfermagem e de obstetrícia são os mesmos; por conseguinte, é imperativo que os procedimentos de avaliação sejam uniformes na prática clínica para garantir a coerência. Seguem-se algumas recomendações que podem ser úteis para garantir uma avaliação consistente dos estudantes identificados como resultado deste estudo de investigação.

Enquanto organização-mãe, a CHAM deve desenvolver uma política de avaliação dos estudantes de prática clínica para todas as escolas. Esta política assegurará uma avaliação coerente dos estudantes de enfermagem/obstetrícia na prática clínica e servirá de instrumento de referência para o desenvolvimento de políticas de avaliação clínica em cada faculdade do CHAM.

O currículo do NMCM deve sublinhar que a avaliação dos estudantes deve ser tanto formativa como sumativa, de modo a que os educadores de enfermagem reconheçam a importância de ambos os tipos de avaliação na prática clínica.

Deve ser desenvolvida uma ferramenta de monitorização e avaliação para a avaliação da aprendizagem dos estudantes na prática clínica, a fim de garantir que a avaliação dos estudantes é efectuada de acordo com os princípios de avaliação estabelecidos na literatura e nos estudos de investigação. Isto assegurará boas práticas na avaliação dos estudantes na prática clínica.

Nos currículos de ENM a desenvolver em cada nível universitário, a avaliação dos estudantes deve ser tanto formativa como sumativa, e não apenas sumativa, como é atualmente o caso. Isto permitirá que os educadores de enfermagem se familiarizem com estes conceitos e os apliquem.

Todas as universidades que formam estudantes de enfermagem em TNM devem desenvolver diretrizes para a avaliação da prática clínica, que abranjam as avaliações formativas e sumativas, o número de avaliações, as áreas de avaliação, os métodos e instrumentos de avaliação a utilizar em cada nível de aprendizagem, e que também se centrem na avaliação de todas as áreas de aprendizagem.

Os educadores de enfermagem necessitam de orientações específicas sobre os tipos de avaliação utilizados na formação de enfermeiros e parteiras, a importância da avaliação formativa e sumativa, a importância da avaliação de todas as áreas de aprendizagem na prática clínica, a utilização de métodos e instrumentos de avaliação actuais baseados em provas e a fiabilidade e validade dos métodos e instrumentos de avaliação. Isto permitirá aos educadores de enfermagem apreciar a importância das práticas de avaliação na prática clínica e, por conseguinte, pô-las em prática.

É necessário desenvolver uma variedade de métodos de avaliação actuais, tais como portefólios e reflexão, a fim de acompanhar o ritmo da formação de enfermeiros e parteiras no Malawi.

Outros domínios de investigação

Este estudo de investigação identificou uma série de lacunas que podem ser utilizadas para melhorar a avaliação dos estudantes na prática clínica.

Conhecimentos e atitudes dos educadores de enfermagem relativamente aos métodos e instrumentos de avaliação utilizados na prática clínica.

Factores que contribuem para a avaliação da qualidade da aprendizagem dos estudantes na prática clínica

Estudo dos métodos e instrumentos de avaliação utilizados na prática clínica em cada faculdade do CHAM

Utilização de avaliações formativas e sumativas na prática clínica

Sentimentos e experiências dos estudantes de enfermagem obstétrica sobre os métodos e instrumentos de avaliação na prática clínica

Conhecimentos e atitudes dos estudantes de enfermagem e de enfermagem obstétrica relativamente aos métodos e instrumentos de avaliação utilizados na prática clínica

Métodos e instrumentos de avaliação contemporâneos na prática clínica da formação de enfermeiros e parteiras.

Avaliação dos domínios de aprendizagem na prática clínica: como é efectuada?

O objetivo da avaliação formativa e sumativa na prática clínica

Métodos de avaliação centrados no estudante : Que práticas utilizam os educadores de enfermagem na prática clínica?

a fiabilidade e a validade dos métodos e instrumentos de avaliação: como é que isto funciona na prática?

Universidades do Malawi?

Fiabilidade e validade da lista de verificação NMCM para avaliar o programa para técnicos de enfermagem e parteiros no Malawi.

Utilização da lista de verificação de avaliação NMCM na avaliação sumativa de TNM; qual a validade e fiabilidade do instrumento?

Conclusão

O estudo encontrou muitas inconsistências na avaliação dos estudantes na prática clínica, apesar da utilização de um currículo pelas instituições. O currículo prescrito pelo NMCM (2012) contém os resultados do programa que se espera que todos os enfermeiros e parteiras do programa atinjam. Após a conclusão do programa, espera-se que todos tenham competências semelhantes às que alcançaram de acordo com o currículo. Estas incoerências incluem o tipo de avaliação, o número de avaliações, as competências de aprendizagem avaliadas, os métodos de desenvolvimento dos métodos e instrumentos de avaliação e os métodos e instrumentos de avaliação utilizados. Se a uniformidade da avaliação destes estudantes não for mantida, o resultado será a existência de diferenças nas competências adquiridas pelos estudantes, conduzindo a diferenças no seu desempenho na prática clínica. A situação mais grave é a dos estudantes que podem não ter sido adequadamente avaliados pela sua falta de segurança do doente. Estas inconsistências devem-se ao facto de não existirem diretrizes para ajudar os educadores de enfermagem a avaliar os estudantes na prática clínica e de os educadores de enfermagem não estarem suficientemente informados sobre os processos de avaliação na prática clínica. É necessário desenvolver diretrizes para orientar os enfermeiros educadores na prática clínica, e os enfermeiros educadores precisam de receber formação sobre métodos e práticas de avaliação. Se estas incoerências na avaliação dos estudantes de prática clínica não forem resolvidas, os enfermeiros e parteiras formados nestas escolas serão incompetentes, o que levará a um declínio dos padrões de enfermagem e obstetrícia no Malawi.

Referências

Ackley, B. & Ladwig, G. (2006). *Diagnostic nursing manual: A guide to care planning* (7th. ed*)*. St. Louis, MO: Mosby Elsevier.

Alison, E. (2008). *Avaliação das competências de enfermagem*. Austrália: EdCaN.

Alkharusi, H. (2008). Impacto das práticas de avaliação na sala de aula sobre os objectivos de desempenho dos alunos. *Avaliação Educacional*, 13(4), 243-266.

Andrews, C.M. & Graffiths, B. (2007). Perspetiva de enfermagem: Colocar a teoria de enfermagem em prática.*Gastroenterology Nursing*, *30(6),* 440-442.

Aveyard, H. (2010). *Conducting a literature review in health care: a practical guide ($2^{(nd}$) ed.).* Nova Iorque: Open University Press.

Babbie, E. (2013). *A prática da investigação social*. Canadá: Macmillan.

Baxter, P. & Norman, G. (2011). Autoavaliação ou auto-engano? Não há ligação entre a autoavaliação e o desempenho dos estudantes de enfermagem. *Journal of Advanced Nursing*, 67(11), 2406-2413.

Benner, P., Sutphen, M., & Day, L. (2010). *Nursing education: a call for radical change.* New Jersey, U.S.A.: Jossey-Bass.

Schwarz, P. & Dylan W. (2009). O desenvolvimento da teoria da avaliação formativa. Educação, *Avaliação Educacional, Avaliação e Responsabilização,* 21(1), 5-31.

Bradshaw, L. & Lowenstern (2009). *Teaching and evaluating in clinical practice (Ensino e avaliação na prática clínica*). Londres: Prentice Hall.

Bradshaw, L. & Lowenstern (2011). *Teaching and evaluating in clinical practice (Ensino e avaliação na prática clínica*). Londres: Prentice Hall.

Brosnan, M., & Evans, W. (2006). Introdução da avaliação objetiva e estruturada das competências clínicas (OSCE). *Nurse Education Today*, 26(2), 115-122.

Burch. V.C., Seggie, J.L., & Gary, N. E. (2006). A avaliação formativa promove a aprendizagem durante os estágios clínicos dos estudantes. *South African Medical*

Journal, 96(5), 430-433.

Burns, N., & Grove, S. K. (2001). *Nursing research practice: conducting, critiquing, and applying* (4ª ed.). Philadelphia: W.B. Saunders.

Cheng, S., Kuo, C., Lin, K., & Hsieh, J. (2010). Desenvolvimento e teste preliminar de uma ferramenta de autoavaliação para medir a capacidade de aprendizagem auto-regulada dos estudantes de enfermagem. *Revista Internacional de Estudos de Enfermagem,* 47(9), 1152-1158.

Associação Cristã de Saúde do Malawi (2013). *Relatório anual de actividades*. Lilongwe, Malawi: CHAM.

Clark, I. (2012). A avaliação formativa apoia a aprendizagem auto-regulada. *Educational Psychological Review*, 24(4), 210-213.

Cleary, M. (2006). Melhorar a aprendizagem dos estudantes em saúde mental: os pontos de vista dos intervenientes clínicos. *Educação em Enfermagem na Prática,* 6(3), 141-148.

Klee, B. (2010). *Os assistentes de saúde pública prestam a maior parte dos cuidados à cabeceira*. Recuperado de www.nursingtimes.net/...bedside.../5016132.article.

Dolan, G. (2003). Assessing student nurses' clinical skills: will we ever do it right? *Journal of clinical nursing,* 12(1), 132- 141.

Duer, L.E., & Brown, N. (2009). Um estudo sobre estudantes de enfermagem e a sua experiência de avaliação formativa. *Nurse Education Today,* 29 (6), 645- 659.

Duffy, K. (2003). *Reprovação de estudantes: um estudo qualitativo dos factores que influenciam as decisões relativas à avaliação das competências dos estudantes na prática*. Obtido em http://www.nmc-uk.org/documents/Archived%20Publications/1Research%20papers/Kathleen_Duffy_Failing_Students2003.pdf

Duffy, K., & Hardicre, J. (2007). Apoiar os alunos com insucesso na prática I: *Uma avaliação. Nursing Times,* 103(47), 28-29.

Dylan, W., & Thompson, M. (2007). Integrating assessment and teaching: what will it take to make it work? Londres: Instituto de Educação.

Entwistle, N. (2000). *Promover a aprendizagem profunda através do ensino e da avaliação.* Disponível em www.etl.tla.ed.ac.uk/publications

Fater, K. H. (2013). Gap Analysis: A Method to Assess Core Competency Development in the Curriculum Artigo de revista académica publicado em *Nursing Education Perspectives*, 34(2), 101-105.

Garish, K., & Lacey, A. (2006). *O processo de investigação em enfermagem*. Oxford, Reino Unido: Blackwell publishing.

Gronlund, N. E., & Waugh, C.K. (2009). *Assessing student performance (Avaliação do desempenho dos alunos*). Columbus: Pearson.

Gronlund, N. E., & Waugh, C.K. (2011). *Avaliar o desempenho dos alunos*. Columbus: Pearson.

Hall, M.A., Daly, B.J., Madigan, E.A. (2010) Utilização de notas anedóticas por docentes de enfermagem clínica: um estudo descritivo. *Journal of Nursing Education,* 49 (3),156-9. doi : 10.3928/01484834.

Hanan, M.F., Kadri A., Mohamed, S., Al-Moamary, M.S., & Vleuten, C. (2009). *As percepções dos alunos e dos professores sobre o programa de avaliação clínica: Um estudo qualitativo num programa de ensino PBL.* Retirado de www.ncbi.nlm.nih.gov/pmc/articles/PMC2804577/.

Holland, K., Roxburgh, M., Johnson, M., Topping, K., Watson, R., Lauder, W., & Porter, M. (2010). Preparação para a prática no ensino de enfermagem e obstetrícia na Escócia, Reino Unido. *Journal of clinical care*, 19 (3-4), 461-469.

Hunt, L. A., MacGee, P., Cutteridge, R., & Hughes, M. (2011). Avaliação dos estudantes na prática: comparação dos resultados da avaliação teórica e prática em Inglaterra. *Nurse Education Today, 32 (4),* 351-355.

Conselho Internacional de Enfermeiros. (2011) *Código de ética para enfermeiros.* Genebra, Suíça: ICN.

Iwasiw, C., Goldenberg, D., & Anne, M. (2010). *Desenvolvimento curricular no ensino de enfermagem*. Boston: Jones Bartlett Publishers.

Kadango, A. (2007). *Uma análise crítica das competências dos enfermeiros da Faculdade de Ciências da Saúde do Malawi*. Recuperado de uir.unisa.ac.za/bitstream/handle/10500/1810/dissertation.pdf?

Kadri, H.M., Al-Moamary M.S., & Vleuten, C. (2009). *As percepções dos alunos e dos professores sobre o programa de avaliação clínica: Um estudo qualitativo num programa de ensino PBL*. Retirado de www.biomedcentral.com/1756-0500/2/263.

Kayihura, C.N. (2007). *Uma análise da avaliação da aprendizagem clínica no programa de diploma de enfermagem no Instituto de Saúde de Kigali no Ruanda.* Recuperado de . www.infopig.com/news/04-28-2011.html

Luhanga, F., Yonge, O., & Myrick, F. (2008). Admissão do estudante inseguro: O papel do corpo docente. *Nurse Education Today*, *28(2*), 227-231.

Marliyya Zayyan(2011) Exame clínico estruturado objetivo: A avaliação da escolha. *Jornal Médico de Omã, 26(4),* 219-222

Marsh, S. (2004). Avaliação de estudantes em saúde e assistência social: gestão de erros Estudantes na prática. *Critical care nursing,10(3),* 113-115.

McCarthy, B. (2007). *Avaliação de estudantes de enfermagem na prática clínica*. Retirado de http://stti.confex.com/stti/congrs07/techprogram/paper_33862.htm.

McCarthy, B., & Murphy, S. (2007). *Avaliação de estudantes de enfermagem na prática clínica*. Obtido de

http://stti.confex.com/stti/congrs07/techprogram/paper_34007.htm

McMullan, M. (2008). A utilização de portefólios para a aprendizagem e avaliação da prática clínica: os pontos de vista dos estudantes de enfermagem em pré-serviço. *Nurse Education Today*, 28(7), 873-879.

Ministério da Saúde e da População, (2011). *Plano Estratégico do Setor da Saúde.*

Lilongwe, Malawi: Ministério da Saúde.

Mthembu, S. Z. A. (2003). *Insights sobre a avaliação da aprendizagem clínica em faculdades de formação em enfermagem selecionadas em Kwazulu-natal.* Recuperado de researchspace.ukzn.ac.za/xmlui/.../Mthembu_Sindisiwe_2003.pdf ?...1

Malawi Nation Newspaper, (2012, 18 de abril), *Nurse beats patient at Queen Elizabeth Hospital.* Recuperado em 12 th de dezembro de 2013 de *mwnation.com/section/news/page/462/.*

NMC, (2006). *Standards for supporting learning and assessment in practice.* Londres: NMC.

Conselho de Enfermeiros e Parteiras do Malawi, (2013). *Normas para o ensino de enfermagem e obstetrícia.* Lilongwe, Malawi: NMCM.

Conselho de Enfermagem e Obstetrícia do Malawi (2012). *Plano de estudos para o diploma universitário de técnico de enfermagem.* Lilongwe, Malawi: NMCM.

Norman, I. J., Watson, R., Murrells, T., Calman, L., & Redfern, S. (2002). Validade e fiabilidade dos métodos de avaliação das competências práticas de pré-registo para estudantes de enfermagem e de enfermagem obstétrica. *Revista Internacional de Estudos de Enfermagem*, 39 (2), 133-145.

Numminen, O.H., Leino-Kilpi, H., Van der Arend, A., & Katajisto, J. (2010). O ensino dos códigos de ética pelos educadores de enfermagem. *Nurse Education Today*,30 (2), 124-31. doi : 10.1016/j.nedt.

Oermann, M. H. & Gaberson, K. B. (2007) *Clinical teaching strategies in nursing (2nd ed.).* Nova Iorque: Springer.

Polit, D. F. & Beck, C. T. (2006). *Essentials of \nursing of Nursing Research: methods, appraisal, and utilization (6th ed.).* Philadelphia: Lippinccot Williams & Wilkins.

Quinn, F.M. & Hughes, S.J. (2007). *Principles and practice of nursing education* (5th ed.). Cheltenham, Reino Unido: Nelson Thornes.

Rushforth, H.E. (2007). O exame clínico estruturado objetivo (OSCE): uma revisão da literatura e implicações para o ensino de enfermagem. *Nurse Education Today*, 27(5), 481-490.

Sandra DeYoung, (2009). *Estratégias de ensino para educadores de enfermagem.* Upper Saddle River, NJ: Prentice Hall.

Shute, J.V. (2008). Focando o feedback formativo. *Review of Educational Research,* 78(1),153-189.

Skingley, A. (2007). Ajudar os professores no terreno a identificar os alunos com insucesso escolar. *British Journal of Community Nursing, 12(1),* 28-32.

Smee, S. (2005). O ABC da aprendizagem e do ensino em medicina: avaliação de competências. *British Medical Journal,* 326(2003),703-706.

Smith, E., Cronenwett, L., & Sherwood, G., 2007). Educação em profissões da saúde: Uma ponte para o sucesso. *Nursing Perspectives, 57(6),* 304-312.

Sowunmi, O. (2010).*Código de conduta ética para educadores de enfermagem.* Retrieved *from.*www.nmcnigeria.org/pub/paper2004002.pdf

Staun, M., BergstOrm, B., & Wadensten, B. (2010). Avaliação de uma estratégia PBL na supervisão clínica de estudantes de enfermagem: formação centrada no paciente em salas de tratamento dedicadas aos estudantes. *Nurse Education Today,* 30(7), 631-637.

Stuart, C.C. (2007). *Assessment, supervision and support in clinical practice: a guide for nurses, midwives and other health professionals (Avaliação, supervisão e apoio na prática clínica: um guia para enfermeiros, parteiras e outros profissionais de saúde*). Londres: Churchill Livingstone.

Suskie, L., & Banta, T. W. (2009). *Assessing student learning: A common sense guide (2.ª ed.).* São Francisco: Wiley Imprint.

Tarcy, L., Gersbach, J., Carol, A., & Jan, R. (2011. Implementação de um modo de avaliação clínica que permite a reflexão e assegura a preparação dos licenciados em enfermagem para a prática profissional. *Enfermeiro Educador*, 11(1), 64-69.

Ulfvarson, J., & Oxelmark, L, (2012). Desenvolvimento de uma ferramenta de avaliação para resultados de aprendizagem intencionais na prática clínica para estudantes de enfermagem. *Nurse Education Today,* 32(6), 703-708.

Wanda, D., (2007). *Um estudo dos processos de avaliação clínica dos estudantes de enfermagem em Jarkarta, Indonésia.* Obtido em dlibrary.acu.edu.au/.../adt.../02whole.pdf

Whiteford, G., (2007). Autonomia, responsabilidade e prática profissional. *New Zealand Journal of Occupational Therapy*, 54 (1), 11-14.

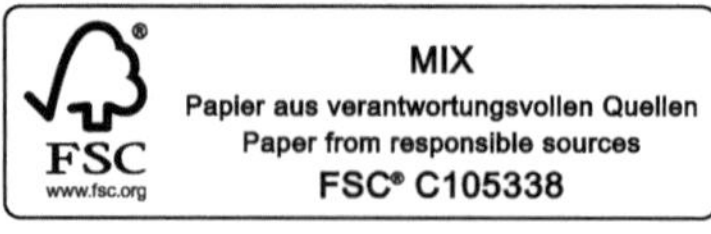

Printed by Books on Demand GmbH, Norderstedt / Germany